医療従事者に必要な社会保障制度

Contents

5．障害年金

6．労災保険と雇用保険

7．介護保険制度

8．より良いエンディング

9．海外療養費制度とメディカルツーリズム

10．健康寿命を延ばし、健やかな生活を送るために

エピローグ

プロローグ

皆さまは、毎日たくさんの患者さんの看護をしていらっしゃいますが、もし、ご自身が患者さんの立場になったとき、お金の心配はありませんか？問題なく治療に専念できる蓄えはありますか。

病気になったとき、経済的な理由で命を諦めることを避けるために、しっかりと日本の公的社会保障制度を勉強しましょう。

人は、いつ病気や外傷で働けなくなるかわかりません。社会保障制度とは、私たちの生活を守る制度です。万が一のリスクに備えて、皆でお金を出し合い対処する制度です。

ここで得た知識は、ご自身や大切なご家族の命を守る以上に、毎日接している患者さんたちへ、タイムリーに様々なアドバイスを差し上げることができます。患者さん達が抱いているお金の不安や心配を軽くすることができます。

皆さまは、1961年にスタートした「**国民皆保険制度**」をご存知でしょうか。

それまで国民の約1/3が無保険でしたが、この制度により、いつでも誰でも保険医療を受けられるようになりました。すべての国民に対して「医療」を保障するこの制度は、世界でも珍しいです。（ちなみに2000年には、世界保健機構から世界最高レベルの制度であると評価されました。）

私たちは保険証さえ持っていれば、日本中どこでも3割負担（年齢により少し異なります）で保険診療を受けられます。（残りの7割は、国民と事業主が納める健康保険料から支払われています。）

そのほかにも医療従事者の皆さまに知っていただきたい制度があります。ぜひ今後のお仕事に活かしていただきたいと思います。

第１章　公的医療保険制度

私たちは何らかの保険制度に加入をしていますので、保険が適用される治療の場合、保険証を持参して受診すると下記の自己負担で受けられます。年齢により、自己負担額は異なります。

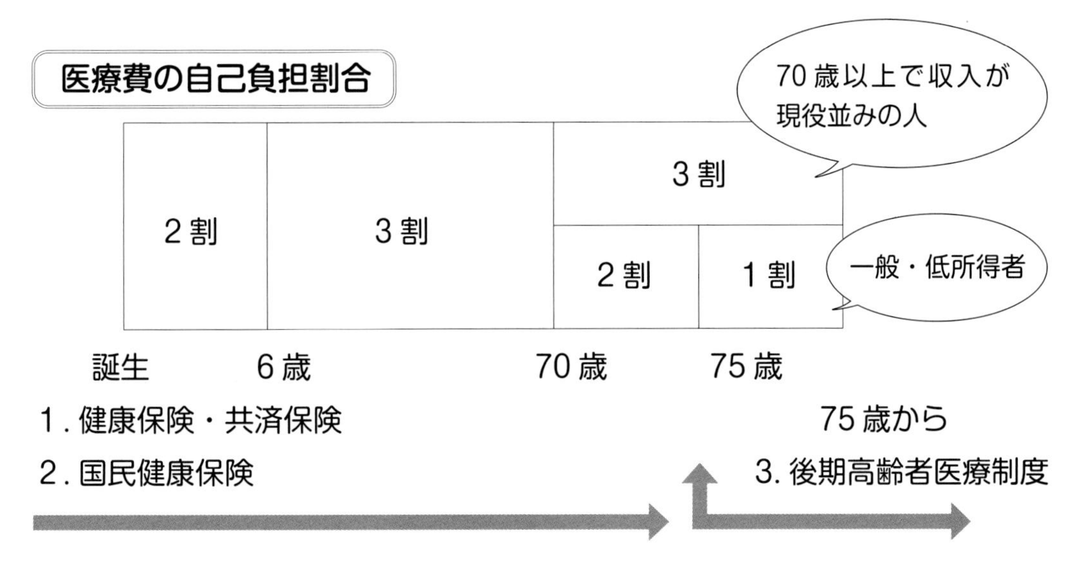

■ 公的医療保険は、大きく３つに分かれます

1. 健康保険・共済保険　職場に勤める人たちの被用者保険

被用者保険は、民間の企業に勤める人とその家族（被扶養者）を対象としています。加入者に扶養家族がいる場合でも、保険料は同じであることが大きな特徴です。扶養家族が何人いても保険料は変わりません。保険料は原則、会社と加入者が折半です。（半分の負担です）

2. 国民健康保険　自営業者など勤め先を持たない人の保険

国民健康保険は、自営業者・開業医・開業歯科医・20 歳を過ぎた学生・無職の人たちなどが対象です。被扶養者という概念がないため、加入は個人単位となります。国民健康保険の保険料は、前年に申告した所得や家族の人数などにより決められ、世帯主が家族分をまとめて納付します。その料率や決め方は市町村により異なります。

3. 後期高齢者医療制度　75 歳になるとすべての人がこちらへ強制加入

後期高齢者医療制度は被扶養者という概念がないため、加入は個人単位です。保険料は原則として、年金から天引きされます。

■ 公的医療保険の給付には、現物給付と現金給付の２種類があります

◆ 現物での給付

種　類	給　付　の　内　容
療養の給付	業務以外で負傷したり病気になったとき、診察・薬剤の支給手術・入院・在宅看護などを受けられます。 被保険者・被扶養者ともに７割（自己負担３割）就学前児童は８割、75歳以上は９割（現役並み所得者は７割）を給付
高額療養費	１か月でかかった医療費用が自己負担額を超えた場合、超過分が戻る制度
高額医療・介護合算制度	１年間にかかった医療保険と、介護保険の自己負担を合計して、限度額を超えた場合、超過分が戻る制度
入院時食事療養費	入院をしたときの食事の給付　標準負担額（一般：１食460円低所得者:210円または160円・100円/1食あたり）を控除した額を給付
保険外併用療養費	先進医療を受けたときや特別室に入院したとき、基本的な部分を保険外併用療養費として給付（保険適用外は全額自己負担）
訪問看護療養費	在宅の難病患者がかかりつけ医の指示に基づき訪問看護ステーションから訪問看護を受けたとき、被保険者・被扶養者とも７割（自己負担３割）70歳以上～75歳未満および就学前児童は８割。75歳以上は９割（現役並所得者は７割）を給付

現物支給とは、診療行為そのものが受けられることです。被保険者（患者）が医療機関で被保険者証（保険証）を提示すると、かかった医療費から被保険者（患者）の自己負担分を差し引いた金額が、各医療保険から病院などの医療機関へ別途支払われるというものです。

★ 社会保障制度とは

「人生の様々なリスクを国民みんなで支えあう仕組み」です。病気になって病院へ行った際、支払いはかかった費用の１割から３割、介護が必要になれば介護サービスが受けられます。人生において様々なピンチの時に安全網の役割をしてくれます。

◆ 現金での給付　申請が必要です！

	どんな時に	被用者保険の給付	国民健康保険の給付
傷病手当金	外傷や病気で働けず十分な給与がもらえないとき	給与の平均日額の2/3を最長1年6か月給付	給付をしていない（医師国保・歯科医師国保・土木建設国保は給付）
出産手当金	出産のために仕事を休み、十分な給与がもらえないとき	給与の平均日額の2/3を分娩日前43日から分娩後56日まで給付	給付をしていない
出産育児一時金	子供が生まれたとき	出生児　1人につき42万円	市町村により異なる
療養費	旅先などやむを得ない事情で保険証を提示せず治療を受け、医療費を全額自己負担したとき	本来の給付分を後日給付	本来の給付分を後日給付
埋葬費	死亡したとき	埋葬費は最高5万円	市町村により異なる

◆ 保険適用外で、自己負担となる部分とは？

・入院をした場合の差額ベッド代・個室料金代
・先進医療保険の技術料（重粒子線治療などは308万円前後）
・高額療養費で自己負担となる部分
・美容目的での美容整形・歯の矯正治療
・健康診断・人間ドッグ・予防注射
・入院中の雑費
（パジャマ・リネン代・家族の交通費など）
・正常な妊婦の出産（出産は病気ではないから）

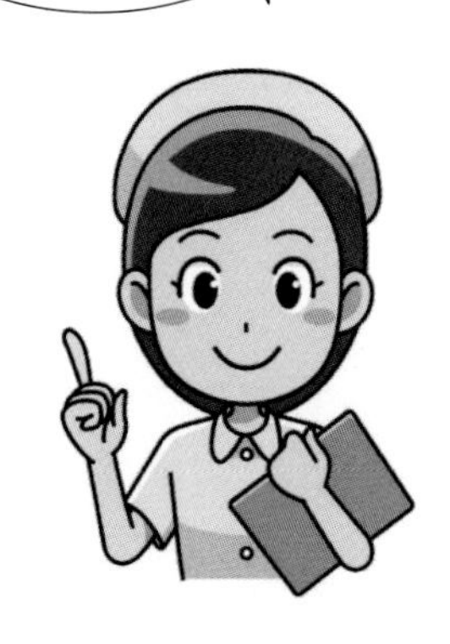

★ こんな時は？

・業務上の外傷や病気は…労災保険が適用
・交通事故による外傷は？…自賠責保険が優先的に適用

■ 主な公的医療保険（保険証）

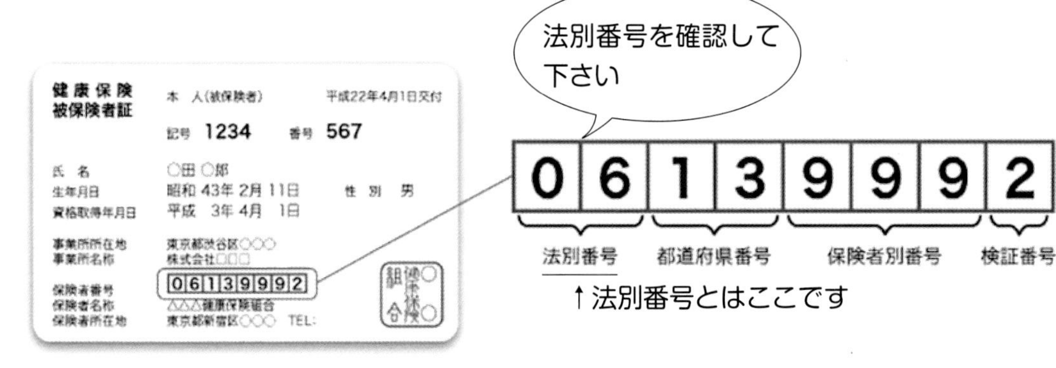

	被保険者	保険者	法別番号
組合健保	主として大企業の従業員とその被扶養者	健康保険組合	06
協会けんぽ	主として中小企業の従業員とその被扶養者	全国健康保険協会	01
各種共済組合	公務員などとその被扶養者	国家公務員共済組合 地方公務員共済組合 日本私立学校共済	31 32 33
船員保険	船の船員とその被扶養者	全国健康保険協会	02
国民健康保険	自営業・各種保険に属さない人	国民健康保険組合	
後期高齢者医療制度	原則として 75 歳以上の人	後期高齢者医療広域連合	

保険証の下部に記載されている保険者番号から、勤務先（勤務形態）や保険の種類がわかります。（保険者番号が 6 桁なら国民健康保険、8 桁なら社会保険）

・組合健保……「○○保険組合」　○○には会社名などが入ります。

・協会けんぽ…「全国健康保険協会　○○支部」○○には都道府県名が入ります。

・国家公務員共済組合「○○共済組合」　○○には省庁名などが入ります。

・地方公務員共済組合の場合　「○○共済組合」
（○○には都道府県名や市町村名が入ります。）

・日本私立学校共済の場合　「○○共済組合」
（○○には日本私立学校振興・共済事業団）

・船員保険……「全国健康保険協会　船員保険部」

・国民健康保険

・後期高齢者医療保険制度

■ 医療費加算

患者さんたちが体調を崩した場合、土日、祝日、夜間など構わず病院に行き診察を受けます。緊急な場合は仕方ありませんが、緊急を要しない場合には、平日の診療時間内に受診をしていただければ、「医療費加算」の負担は避けられることを伝えましょう。

	医　科	歯　科
初　診　料	2,880 円	2,510 円
再　診　料	730 円	510 円

（6 歳以上 70 歳未満はこの金額の 3 割が自己負担額）

◆ 早朝や夜間、休日診療には下記の医療費加算がつきます。

	病院・診療所（初診）	病院・診療所（再診）
早朝・夜間加算 18 時～翌朝 8 時、 土曜日は正午～翌朝 8 時	500 円	500 円
時間外加算 おおむね 8 時前と 18 時以降、 土曜日は 8 時前と正午以降	850 円	650 円
休日加算 日曜・祝日・年末年始	2,500 円	1,900 円
深夜加算 22 時～翌朝 6 時	4,800 円	4,200 円

（6 歳以上 70 歳未満はこの金額の 3 割が自己負担額）

◆ 調剤基本料は薬局により異なります。

門内薬局	門前薬局	門外薬局
病院と同じ敷地内にある薬局	病院のすぐ近くにある薬局	街中にある一般的な薬局
100 円	150 ～ 250 円	410 円

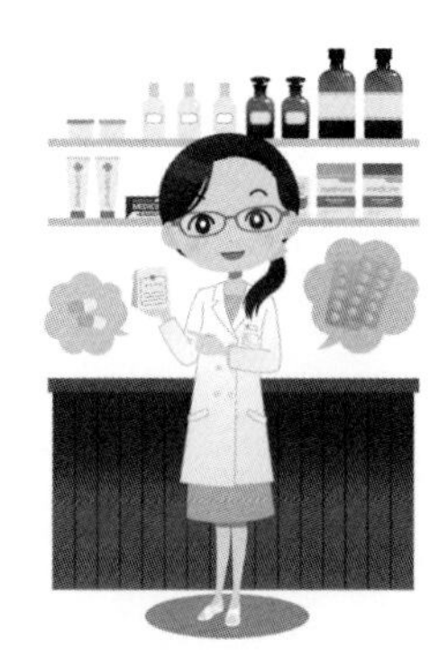

■ 医療費助成制度　不妊治療の医療費助成制度（東京都の場合）

現在不妊治療をしている夫婦は5.5組に1組に上ると言われています。

東京都の「不妊治療の助成」について見ると、体外受精（卵子と精子を体外で受精させて胚にして体内に戻す方法）と顕微授精（一つの精子を選んで針で卵子に注入する方法）が助成の対象となっています。これらは高額な治療費がかかりますが、健康保険の対象外です。

体外受精だと1回の治療に50万円以上かかっている人が43%以上います。これだけ費用がかかっても、うまく妊娠につながるというわけではありません。

何度もチャレンジをする夫婦は多く、非常に高額な費用に苦しんでいます。特に夫婦共働きで、夫婦の合計所得が905万円（東京都）を超える方の場合はこの制度を利用することはできません。

◆ 不妊治療医療費助成を申請する条件

（検査開始から1年以内に申請をする必要があります）

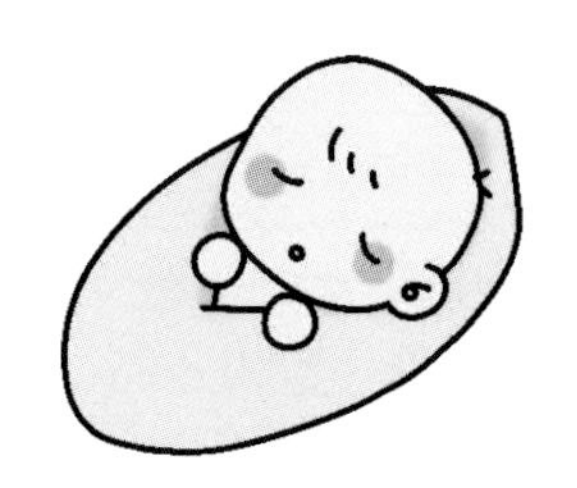

1. 治療開始時の妻の年齢が43歳未満であること
2. 夫婦合算の所得が905万円未満であること（東京都）

この助成金が使える場合は1回の治療（採卵準備のための投薬開始から、体外受精・顕微授精1回に至る治療の過程）につき30万円が助成されます。

助成回数は必ず確認をしてください。

初めてこの助成を受けた日の治療開始時点で

- 妻の年齢が39歳までの夫婦　　通算6回まで
- 妻の年齢が40歳以上の夫婦　　通算3回まで
- ただし、1回の治療期間の初日における妻の年齢が43歳以上で開始した治療は全て対象外です。

年齢制限のことを考えると、子供が欲しいと考えている夫婦の場合、この不妊治療助成は若くても利用が出来るために躊躇せず、申請をしてほしいと思います。

各自治体独自での支援の動きも目立ってきているので、ご自身が住んでいる自治体の不妊治療助成金の情報を得て、内容を詳しく確認してください。

■ 乳幼児・こども医療費助成制度

6歳未満や中学生・高校生対象の医療費助成制度がありますが、お住いの市区町村によって助成制度が異なります。（年齢・所得制限・通院や入院などについて）区市役所・町村役場に申請し、マル乳やマル子の医療証の交付を受けてください。保険を扱う医療機関で保険証とマル乳（マル子）医療証を提示して、受診します。

＜例　東京都港区の場合＞

港区に住民登録があり、親がいずれかの健康保険に加入している中学校第3学年修了まで（15歳になった日以降の最初の3月31日まで）の児童で、保険診療における自己負担分を助成（つまり無料）。親の所得制限はありません。

・マル乳…出生日から小学校就学前までの児童

・マル子…乳幼児医療証終了後から中学校第3学年修了まで（15歳になった日以降の最初の3月31日まで）の間にある児童

＊皆さんがお住まいの市区町村の窓口で助成制度をご確認し、お手続きをしてください。高校3年終了まで助成をする市区町村（全体の3割位）もあります。

★ミニコラム

75歳以上の医療費負担について

75歳以上の人たちは全員が後期高齢者の医療保険に加入します。現行後期高齢者の窓口負担は1割ですが、今後は一定以上の所得がある人たちを2割に引き上げる方針です。現在でも現役並み所得者たち（課税所得が145万円以上の人）は3割負担です。

ではなぜ、後期高齢者の人たちの負担を今後上げていくのでしょうか。それは、国全体でかかる医療費の約4割が75歳以上の人たちの医療費なので、収入がある75歳以上の人たちで2割負担になる人が増えれば、その分現役世代の負担が減るからです。

今後75歳以上の負担は1割、2割、3割と3つの段階に分かれるでしょう。

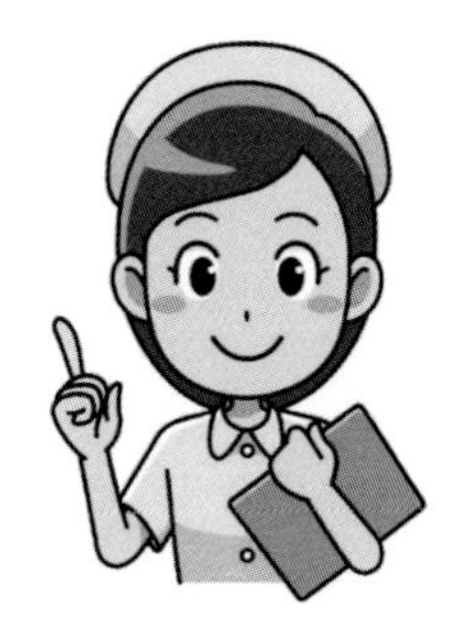

■ B 型・C 型　肝炎の医療費助成制度

肝炎は、ウイルスへの感染が原因で起きる肝臓の炎症です。放置しておくと慢性肝炎から肝硬変や肝癌に進行する恐れがある病気です。慢性化しやすいこのB型・C型には医療費助成制度があります。

B 型・C 型肝炎の助成

世帯の市町村民税（年額）	自己負担（月額）
所得割が 23 万 5000 円以上	2 万円
所得割が 23 万 5000 円未満	1 万円
所得割、均等割ともに非課税	なし（東京都）

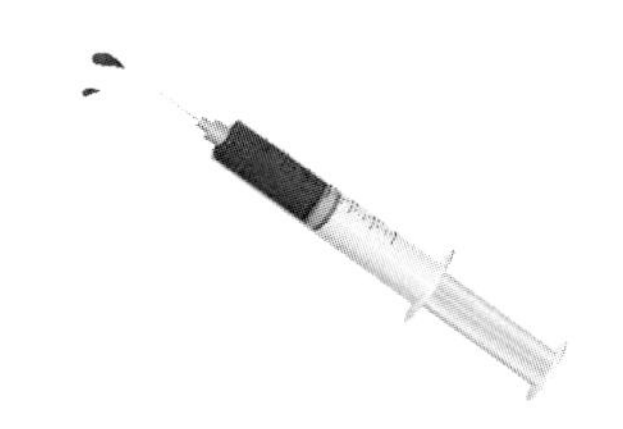

◆ B 型・C 型肝炎患者さんの中には、子供の頃に受けた集団の予防接種や輸血血液製剤の投与などの医療行為で感染した方々がいます。これらを国の責任と認め、2009 年に患者さん全員の救済が目的の「肝炎対策基本法」が成立しました。

B 型の治療…ウイルスの増殖を抑える「核酸アナログ製剤」による治療
C 型の治療…飲み薬での治療　(治療効果は 100%ですが、医療費が高いです。)

上記のように医療費助成制度があるため、月額 1 万～ 2 万円で済みます。しかし感染検査が陽性にもかかわらず、治療を継続していない方は相当数に上ります。(少なくとも 50 万人くらい)。自覚症状がなくても感染をしている可能性もありますので、厚生省は、最低一回は肝炎ウイルス検査を受けるよう勧めています。

検査でB型、もしくはC型肝炎と診断されたら、治療前に自治体の担当窓口で相談をしてください。2018 年 12 月から、肝炎ウイルスで発症した肝癌や、重度の肝硬変の患者への助成が始まりました。

世帯の年収が 370 万円以下で入院 4 か月目以降の場合、自己負担額は月額 1 万円です。日本では、毎年約 3 万人が肝癌で亡くなっていますが、その 65%がC型慢性肝炎と関係しているといわれています。早期発見、早期治療が大切です。

■ 医療費の負担を軽減する制度

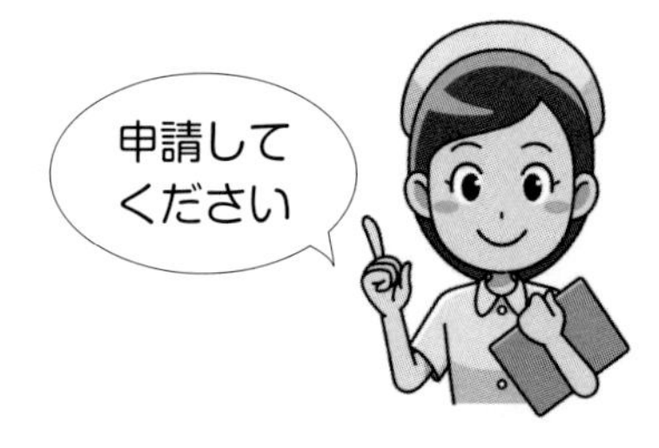

	どのような制度？	利用をする上で注意する点は？
高額療養費	病院や薬局の窓口で支払った医療費が１か月に一定額を超えた場合超えた金額が戻ってきます。	事前に「限度額適用認定証」の交付を受けて、病院の窓口に提出すれば、自己負担のみの支払いで済みます。
傷病手当金	健保組合や協会けんぽの被保険者が、連続して３日以上会社を休んだ場合に、４日目から支給されます。最長で１年半、給与の約 2/3 の額が支給されます。 （組合独自のさらなる保障があることもあるので、福利厚生を確認しましょう。）	国民健康保険には、傷病手当金の制度はありません。 （医師国保・歯科医師国保・土木建設国保は給付） 傷病手当金の申請には医師の診断書や初診日を証明する書類が必要となります。
障害年金	厚生年金、共済年金、国民年金の加入者の人が、病気や外傷で一定以上の障害状態になったとき、支給されます。	初診日から、１年６か月以降に障害状態である場合が対象となります。
医療費控除	１年間に（１月１日～12 月 31 日）医療費の自己負担額が一定以上あった場合に、税金の還付が受けられます。	確定申告をしましょう。５年前までさかのぼって申告ができます。介護用のおむつ代は医療費控除の対象になるので、おむつ使用証明書を医師に記入してもらってください。

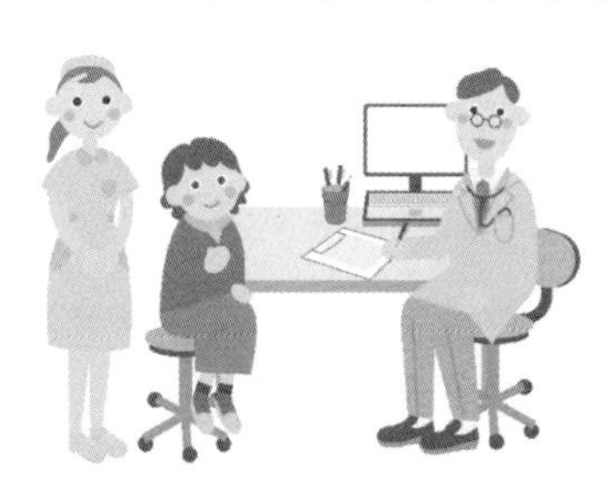

◆ 医療費控除

医療費控除とは、1年間で支払った医療費の合計が一定の金額を超えたときに、その医療費を基に計算した金額分の所得控除を受けることができる制度です。
所得控除は、税金を計算するときの基準となる課税所得に含まれないので税金が安くなります。医療費の確定申告は翌年の1月1日からで、過去5年以内であれば申請が可能です。

・医療費控除額の計算

前年中に支払った医療費の総額 ― 保険金などで補填された金額 ― 10万円
＝医療費控除額（最高200万）

＊総所得が200万円未満の方は、10万円の代わりに（総所得×5％）を差し引きます。

対象となる医療費

	対象となる医療費	対象とならない医療費
通院・入院	・病院への支払い・病院への交通費（バス代、電車賃＊1） ・送迎費・不妊治療費 ・人工授精費 ・レーシック手術料	・治療に関係ないマッサージ師、鍼灸師、柔道整復師による施術の費用 ・自家用車での送迎のガソリン代・健康診断の検査 ・予防注射代・人間ドック＊2
医薬品	・治療や療養に必要な医薬品を購入したときの費用	・病気予防や健康増進、美容目的で購入したビタミン剤やサプリメントなどの費用
歯科	・虫歯の治療費・治療を目的とした歯列矯正（子供）	・美容目的の歯列矯正
出産費用	・妊娠後の検査・定期検診 ・通院のための費用 ・助産師による分娩の介助にかかった費用	

＊1　電車やバスの交通費・・領収書は不要なのでメモ書き等をして計算しましょう。

＊2　人間ドックは検査なので、普通は医療費控除の対象にはなりませんが、この検査を受けたために病気が発見された場合には、この人間ドックの支払いは医療費控除の対象になります。

◆ 医療費控除の対象となる介護費

医療費控除として申告をしない方が多いのが、介護保険の費用です。介護保険施設を利用した際の自己負担額、自宅で介護保険のサービスを受けるときの自己負担額や、寝たきりの人のおむつ代も申告することができます。
＊必ず１年間の医療費の領収書を保管しておきましょう。

医療費控除の対象の介護費

	対　象	条件付きで対象	対象外
居住サービス （在宅で介護サービスを受けている人）	・訪問介護 ・デイケア ・介護施設に通うための交通費 ・おむつ代　※	・訪問入浴介護デイサービスなど（医療系サービスと併用すれば医療費控除の対象となる）	・福祉用具貸与など
施設サービス （施設に入居して介護サービスを受けている人）	老健施設などの施設サービス費自己負担額（特養などは２分の１相当額）	なし	・日常生活費特別なサービス費用（理・美容代など）

※６か月以上寝たきりの人の紙おむつ代、貸しおむつ代の自己負担額は医療費控除の対象になります。ただし、医師が発行する「おむつ使用証明書」が必要。

＊介護事業者から受け取る領収書に「医療費控除対象額」が記載されています。

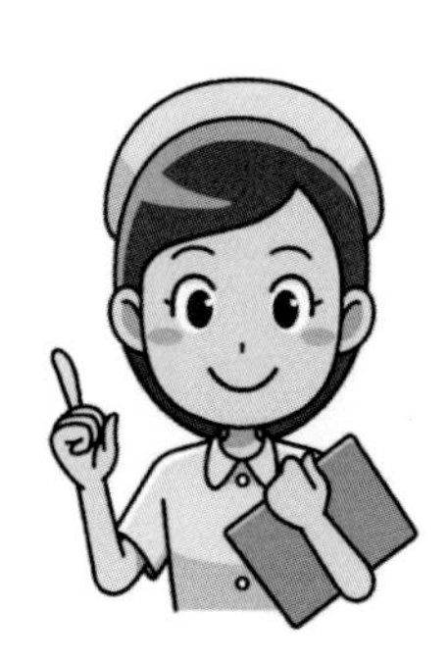

特老ホームなどの費用の１／２相当が医療費控除の対象になり、介護用に「バリアフリー改修」をした場合の特別税額控除もあります。ただし、自己負担の軽減制度も確定申告による控除も「申請主義」です。自ら申請をしないと恩恵は受けられないので、是非対象になる場合には確定申告をしましょう。

★ミニコラム

マイナンバー

マイナンバー制度とは、国民全員に12ケタの番号をつけて個人情報を管理する仕組みです。子育て、医療、福祉、年金など、様々な行政手続きの際に使用できます。添付書類の代わりに「マイナンバーの番号」を記載するだけで、時間やお金のロスを防ぐことができ、手続きが迅速になります。

申請時に不要となる添付書類に関して

◆子育て・・児童手当の受給申請をする際の所得証明書や保険証の写し
◆医療・・・高額療養費の払い戻し申請時の所得証明書
◆福祉・・・養護老人ホーム入所時の利用者負担を決める際の所得証明書
◆年金・・・受給開始申請時の所得証明書や住民票など

マイナンバーの提示を求められるのは、児童手当や生活保護などの行政手続きのときや、証券会社の解説や保険金の受け取りのときなどです。

お国の目的は個人の所得だけではなく、預貯金、不動産等すべての資産を把握して税金や社会保険料を正確に集め、「公平・公正な社会」を実現することです。申請時に不要となる添付書類を再度ご覧いただくと、すべてに所得証明書がいらなくなることに気づくでしょう。つまり、国が皆さまの収入をすべて把握するようになるということです。

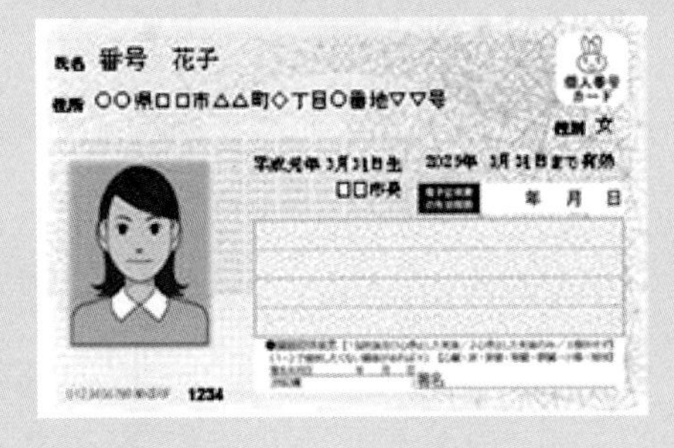

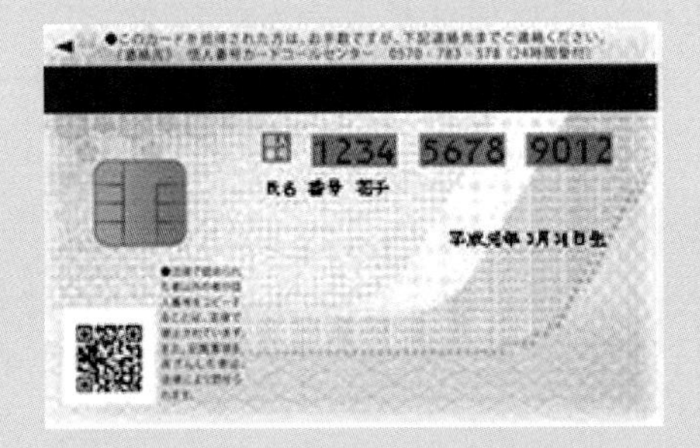

★ミニコラム

入院時の食費について

入院時、食費は１食あたり 640 円
自己負担は１食あたり　210 円～ 460 円

　病院に入院をしているときに欠かせないのが食費ですが、自己負担額は１食あたり 640 円です。患者さんが加入をしている保険組合から１食あたり 180 円が医療機関に支払われています。本人負担分は 460 円です。
食費の自己負担額は患者さんにより異なります。

難病の人や小児慢性特定疾病の患者さんは１食あたり 260 円
所得が低い世帯は 210 円の自己負担

★ミニコラム

入院中にかかるその他の費用

　公的医療保険制度では、入院中のおむつ代やパジャマのレンタル費用などは日常生活でかかる費用として、患者さんから徴収しても構いません。

◆認められるもの
紙おむつ代・尿取りパッド代、病院内のパジャマ、テレビの視聴カード、理髪代金、クリーニング代、パソコンの貸し出し代など

◆認められないもの
シーツ代、冷暖房費、電気代、ガーゼや絆創膏代、おむつの処理代金など

　金額は病院ごとで自由に決められますので、金額に差が出てきます。紙おむつ代は介護保険の病床ではかかりませんが、医療保険ではかかります。
　平均おむつ１枚当たり 127.6 円　ですが１枚 250 円以上のところが 5%、最高は１枚 600 円という病院もあります。

第２章　高額療養費制度

■ 高額療養費制度とは

私たちは、国民皆保険制度のもとで、必ず何らかの公的医療保険制度に加入をしています。突然の病気や外傷で入院、手術などを受けたとしても、その医療費をすべて自己負担しなくてはいけないわけではありません。費用の多くを公的医療保険がカバーをしてくれる仕組みになっています。日本には「高額療養費」という制度があり、これは公的医療保険の保障の一つです。その人の収入により異なりますが、一ヶ月（月初めから月末まで）の医療費の自己負担が所定の金額を超えた場合、超えた分は公的医療保険から支払われるというありがたい制度です。

◆ 高額療養費制度　２つの申請方法

１）事前申請の場合　70歳未満の場合

各自が加入をする健保制度の窓口に「限度額適用認定書」を申請して取り寄せます。その書類を病院の会計の窓口に提出すると、支払いが本人の支払い限度までになります。自己負担額を超える医療費は、保険者から医療機関に支払われます。それにより病院の窓口での支払いが少なくなります。

「限度額適用認定証」の有効期限は申請書受付月の１日からとなっています。申請書受付月より前の月の分には利用できません。また､有効期限は最長１年です。

健康保険限度額適用認定証

平成　年　月　日交付

被保険者	記号		番号	
	氏名			男 女
	生年月日	大正・昭和・平成　年　月　日		
適用対象者	氏名	見　本		男 女
	生年月日	昭和・平成　年　月　日		
	住所			
発効年月日		平成　年　月　日		
有効期限		平成　年　月　日		
適用区分				
保険者	所在地			
	保険者番号			
	名称及び印			

２）高額療養費を事後申請の場合へ

自己申請が必要になります。診療を受けた翌月１日から２年を経過するまでに申請をしてください。時効により、それ以降は申請できません。

限度額適用認定証の申請は各自の健保制度の窓口です。申請後、数日後に交付されます。「限度額適用認定証」は、病院の会計窓口に提出してください。

入院だけでなく、外来での治療も上限額までの支払いで済みます。

■ 高額療養費を事後申請の場合　支払い時の領収書が必要となります。

1．国民健康保険の場合

　支払いが自己負担限度額を超えていた月の３～４か月後に、市区長村から該当者へ申請書類が送られますので、必要書類を添付して郵送してください。（市区町村）によって対応が異なる場合があるので必ずご確認ください。

2．協会けんぽの場合

　健康保険証に記載されている協会けんぽの支部に「高額療養費支給申請書」を提出してください。

3．健康保険組合の場合

　健康保険組合の保険者によっては、医療機関等から提出された「診療報酬明細書（レセプト）」をもとに自動的に高額療養費を払い戻しするため、申請が不要なところもあります

必要書類　領収書・保険証・印鑑・振り込み口座がわかるもの

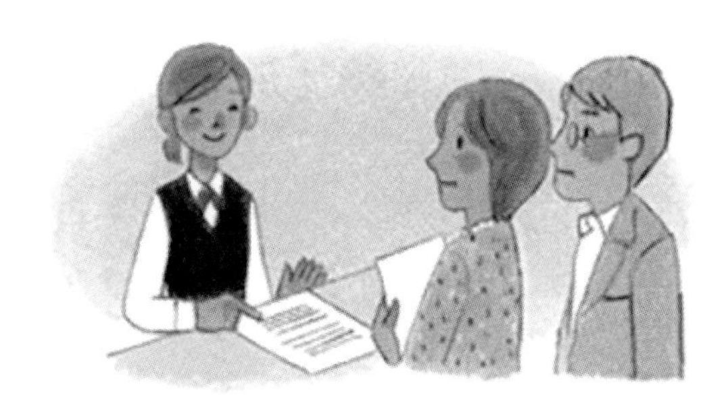

★ 高額療養費のポイント

・健康保険が使える治療に適用されます。先進医療や差額ベッド代は対象外です。
・計算は月単位ですから、入院時期を選べるなら月の始めからの入院がお得
・入院や通院で高額になりそうな場合は「限度額適用認定証」を取得しましょう。
・医療費は世帯全体で合算が可能です。
　（ただし、同じ保険制度に加入していることが条件）
・事後申請の時効は２年なので忘れずに申請しましょう。
・健康保険組合の方は、独自の「付加給付金」を確認しましょう。

■ 高額療養費制度　高額な医療費がかかったときに強い味方！

高額療養費制度とは、健康保険などの公的な医療保険制度のひとつで、病院や薬局などで支払った医療費の自己負担額が一ヶ月で一定額を超えた場合に、超えた金額分が支給される制度です。

◆ 高額療養費の自己負担限度額　70 歳未満の人（世帯）

高額療養費の自己負担限度額　　70 歳未満の人（世帯）		
対象者	自己負担額（月額）	多数該当
年収 1,160 万円以上	252,600 円＋ （医療費－ 842,000 円）× 1％	140,100 円
年収 770 万円～ 1,160 万円	167,400 円＋ （医療費－ 558,000 円）× 1％	93,000 円
年収 370 万円～ 770 万円	80,100 円＋ （医療費－ 267,000 円）× 1%	44,400 円
年収 370 万円以下	57,600 円	44,400 円
住民税非課税	35,400 円	24,600 円

（平成 27 年 1 月～）

◆ 医療費の合算の仕方

患者さんが、内科や歯医者さんにかかった上に、さらに入院、退院そして退院後の通院などと一ヶ月にかかった「医療費」と「歯科」があった場合、「入院」と「通院」の自己負担額は別々に計算します。それぞれの窓口の負担額が月に 21,000 円を超えたら合算ができます。同じ公的医療保険に加入している家族の医療費も同様に合算できます。

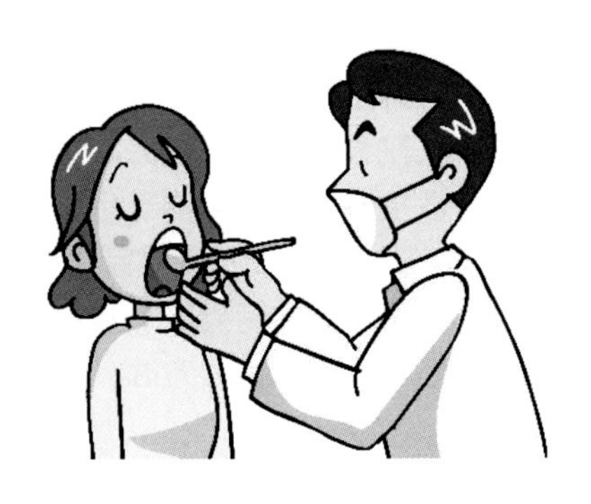

◆ 高額療養費の自己負担限度額　70歳以上の人

対　象　者	自己負担限度額（月額）		多数該当
	個人単位（外来）	世帯単位（入院含む）	
年収 1,160万円以上	252,600円＋ （医療費－842,000円）×1％		140,100円
年収 770万円～1,160万円	167,400円＋ （医療費－558,000円）×1％		93,000円
年収 370万円～770万円	80,100円＋ （医療費－267,000円）×1％		44,400円
年収 156万円～370万円	18,000円	57,600円	44,400円
住民税非課税　Ⅱ	8,000円	24,600円	適用なし
住民税非課税　Ⅰ	8,000円	15,000円	適用なし

（平成30年8月～）

◆ 70歳～74歳の方は受診時、「健康保険証」と「高齢受給者証」を提示

70歳から74歳までの方は高齢受給者となり、70歳になった際に自動的に「高齢受給者証」が送られてきます。病院にかかる際には、健康保険証とともに「高齢受給者証」を窓口で提示してください。

医療費の自己負担は原則2割、現役並み所得者（標準報酬月額28万円以上）の方は、3割負担。

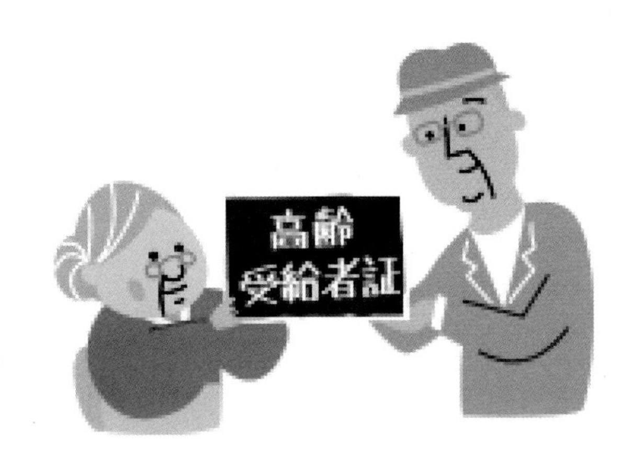

◆ 高額療養費の世帯合算制度

世帯合算制度というのは、お一人の一回分での窓口負担では高額療養費の対象外となったとしても、同じ世帯の他の人（同じ医療保険に加入をしていることが条件）やお一人でも複数の受診（内科・歯科・眼科など）で、支払いが各科で21,000円を超えた場合、支払った自己負担額を合算することができるというものです。

＊50代夫婦（夫婦ともに協会けんぽ）、一か月でかかった費用が下記の通り。

例）				
A氏（被保険者）	内科	自己負担額	66,000円	合算 ○
	歯科	自己負担額	25,000円	合算 ○
Bさん（妻）	内科	自己負担額	34,000円	合算 ○
	歯科	自己負担額	12,000円	合算 ×

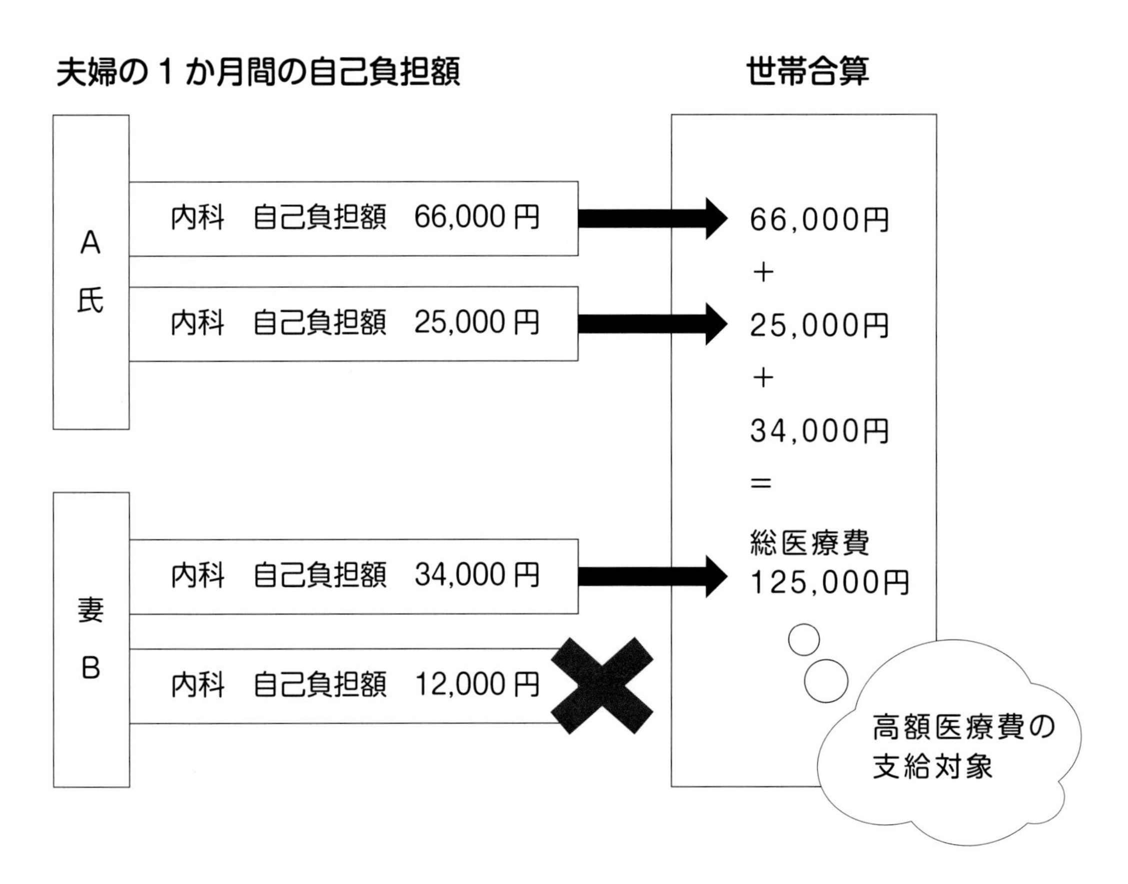

A氏とBさん夫婦の場合、同じ協会けんぽなので合算が可能ですが、Bさんの歯科のみ21,000円以下なので高額療養費の対象にはなりません。しかし、それ以外は対象となります。

◆ 窓口での支払いを限度額までに抑えるために必要な書類　年代別！

	70歳未満	70歳以上75歳未満	75歳以上
現役並み所得年収 約1160万円超	・限度額適用認定証	・高齢受給者証	・後期高齢者医療被保険者証
現役並み・年収 770万円～1160万円		・限度額適用認定証 高齢受給者証	・限度額適用認定証 ・後期高齢者医療被保険者証
現役並み・年収 370万円～770万円		・限度額適用認定証 高齢受給者証	・限度額適用認定証 ・後期高齢者医療被保険者証
年収370万円まで		・高齢受給者証	・後期高齢者医療被保険者証
住民税非課税者	限度額適用認定証・標準負担額限額認定証		

＊上記は、入院、通院、訪問診療、処方箋薬局などでも適用されます。

◆ 注意

70歳以上で現役並みの年収の「約770万円～1160万円」と「約370万円～770万円」の2区分に該当する方たちの中で、医療費が高額になりそうなときは、加入をしている健康保険へ「限度額適用認定証」を申請して交付してもらってください。認定証を出さないと最も高い区分として扱われてしまいます。（支払い時に認定証がなかった場合は、後日申請することで後から払い戻しが可能です。）

◆ 医療費の支払い時、大切な「限度額適用認定証」！！

患者さんたちに「限度額適用認定証」のことを話す機会があれば、ぜひお伝えください。この書類を病院の窓口に提出していただけば、患者さんたちの会計窓口での負担が下がる可能性があります。あくまで「申請主義」なので、この制度を知らずに還付を受けていない方もいらっしゃるかもしれません。患者さんの負担が少しでも軽くなるようにアドバイスをお願いします。

■ 高額療養費の健保組合独自の付加給付制度

健保組合の中には「付加給付」がある組合があり、規定や金額は各健保組合により異なりますが最終的な自己負担額はかなり安くなる場合があります。

国民健康保険と協会けんぽの方には付加給付制度はありません。

例）年収500万の会社員A氏（40歳）が入院・治療で1ヵ月に100万円の医療費がかかりました。A氏の最終的な支払い額(自己負担額)はいくらでしょう。

（A氏が加入をしている　○×健保組合の付加給付金が3万円の場合）

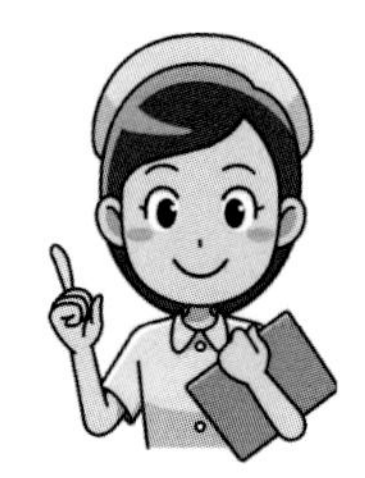

A氏の1か月の総医療費が100万円（保険適用）かかった場合

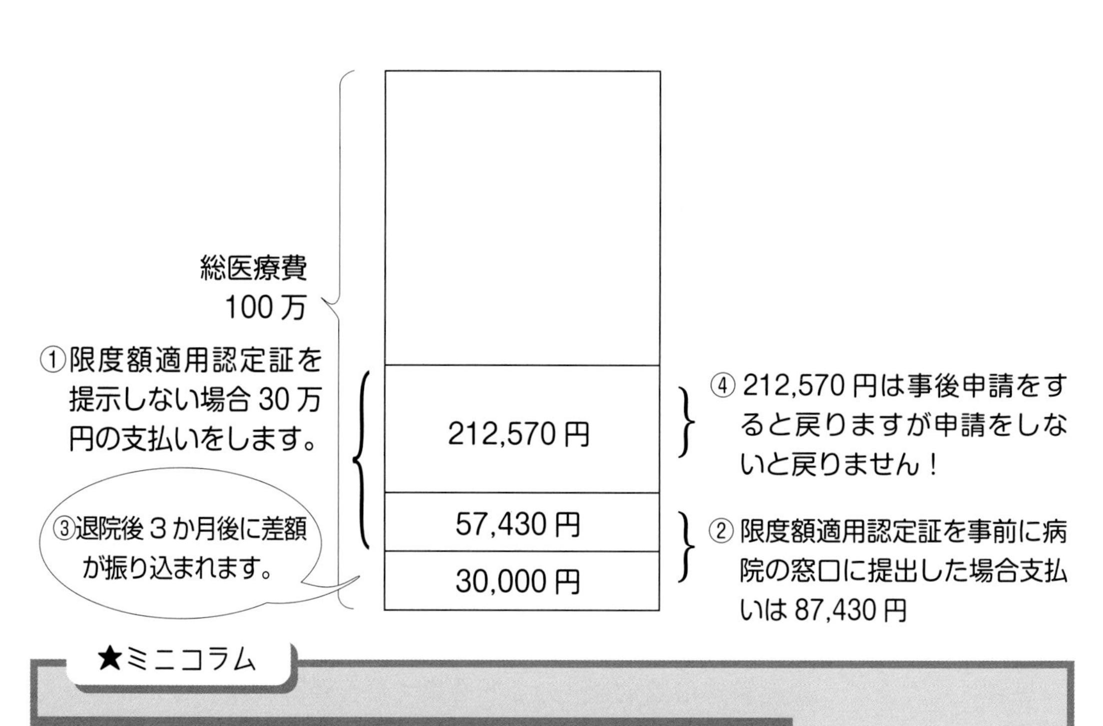

★ミニコラム

健保組合の方は、ご自身の付加給付金を確認しましょう

高額療養費の付加給付がある健保組合に加入している企業にお勤めの方なら、年収が高くても医療費（保険適用）が高くても最終的な自己負担額は各健保組合が決めた付加給付金額です。

○×健保組合の場合は、30,000円ですが、付加給付金は健保組合により異なります。20,000円～50,000円の企業もありますし、中には健保組合でも付加給付制度がない組合もあります。

◆ A 氏が 1 か月入院・治療を受けて 100 万円かかった場合を詳しく見ていきましょう。

① A 氏が退院までに病院に「限度額適用認定証」を提出しないで会計をすると、保険適用で 3 割負担となりますので、退院の際に支払い請求金額は 30 万円です。かなりの負担となります。

② A 氏が、入院治療といわれた際に、すぐに加入をしている○×健保組合から「限度額適用認定証」を取り寄せて、病院の会計窓口に提出をしておけば退院の際に請求される金額は、年収が 500 万円なので、87,430 円です。

＊限度額適用認定証を事前に病院の窓口に提出した場合の支払い額
計算式　年収が 500 万円　(70 歳未満の表　年収 370 ～ 770 万を適用)
＊ 80,100 + (1,000,000 円－ 267,000 円) × 1% = 87,430 円 (➡ P17)

「限度額適用認定書」を病院の窓口に出すだけで、支払いが 212,570 円も安くなります。自己負担額が減るので、助かります。

③退院をした 3 か月前後にお給料と一緒に差額 57,430 円が振り込まれます。
退院の際に 87,430 円を支払いましたが、○×健保組合には付加給付制度があり、87,430 円－ 30,000 円 = 57,430 円が（健保組合からの給付）お給料と一緒に振り込まれます。
つまり最終的には A 氏の自己負担額はたったの 30,000 円ということです。

保険適用の治療で付加給付金がある場合、
自己負担限度額は安くなります！

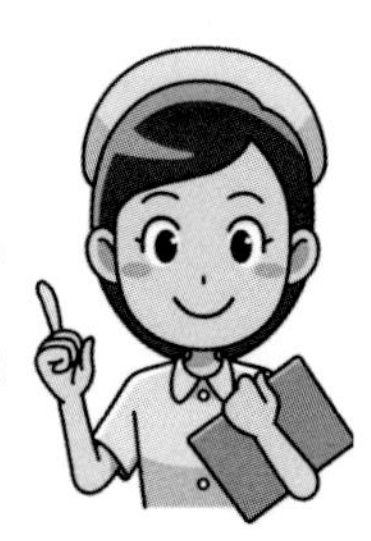

＊ A 氏が仮に一ヶ月の入院治療費が 300 万円（保険適用）かかった場合を考えてみましょう。

＊ A 氏の年収の枠で考えて計算をすると
80,100 +（3,000,000 円－ 267,000 円）× 1% = 107,430 円（➡ P17）

退院の時に 107,430 円を支払いますが、3 か月後に 30,000 円との差額である 77,430 円が振り込まれるため、実質自己負担は 30,000 円です。

■ 高額療養費の対象とならない場合

私たちはインフルエンザや風邪などになって病院にかかると、これらは「保険診療」といい、保険が使えます。（年齢にもよりますが）３割負担で治療を受けられます。しかし、例えば歯の治療でインプラント治療を受けると「保険対象外なので全額自己負担になりますがいいですか？」と訊かれます。これは「保険適用外」だからです。治療には「保険診療」と「保険外診療」の２つがあります。高額療養費は「保険診療」のみが対象です。

◆ 高額療養費の計算の際に入れられない保険適用外の費用

1.差額ベッド代　　2.入院時食事療養費　　3.先進医療費

1.差額ベッド代

差額ベッド料とは公的医療保険適用外のお金で「特別療養環境室」と呼ばれ、１部屋のベッド数が４床以下。１人当たりの面積が6.4平方メートル以上、プライバシーを確保するカーテンなどがあることが条件です。

	平均的な１日当たりの差額ベッド代
１人部屋	7,837円
２人部屋	3,119円
３人部屋	2,798円
４人部屋	2,440円
平　　均	6,188円

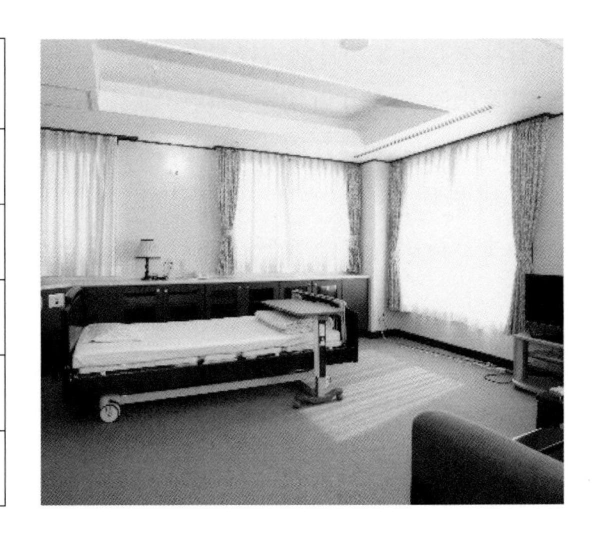

◆ 代表的な病気の平均入院日数　（厚生労働省）

癌（悪性新生物）が17.1日、糖尿病が33.3日、高血圧性疾患が33.7日、心疾患（高血圧性のものを除く）が19.3日、脳血管疾患が78.2日という結果です。万が一入院の時には個室がいいと思う場合には、その費用は準備しておきましょう。

◆ 差額ベッド代を支払う義務がある場合

「差額ベッド代」を支払う義務がある人は、あくまで患者さん本人のご希望で自ら差額ベッド代がかかってもいいという同意書にサインをしたときです。
この書面での同意がないときや、治療上の必要性から差額ベッド代がかかる部屋に入院した場合は本来支払う必要はありません。

＊ 治療上個室入院の必要性があるというのは

・救急患者や術後患者など症状が重篤なため安静を必要とする場合
・救急患者や術後患者など監視や看病及び介助を必要とする場合
・免疫力が低下して感染症に罹る恐れがある場合
・集中治療の実施、著しい身体的・精神的苦痛を緩和する必要がある終末期など

＊「個室以外空いていません」といわれた場合は？

同意書にサインをせざるを得ないこともあります。この場合には同意書にサインをしてもその横に「大部屋を第一希望」と本人の希望をきちんと記載しておくことをお勧めください。

あくまで自分の希望ではなく、病院側の都合で仕方なく差額ベッド代がかかる部屋に入ったので、大部屋が空き次第移してほしいという意志を残しておきましょう。このように、病院側に明確に希望を伝えておくと、大部屋が空いてすぐに移動できるケースは案外多いです。差額ベッド代は「医療費控除」の対象にはなりませんので確定申告で申告もできません。

＊ 差額ベッド代でトラブルが起きた場合

厚生労働省が運営する地方厚生局が相談を受けてくれますので、患者さんから相談されたら教えて差し上げてください。

2. 入院時食事療養費

入院時の食事の負担は、1食単位で計算されます。2019年4月から一般的な標準負担額は460円です。1日あたり460円×3＝1,380円かかります。

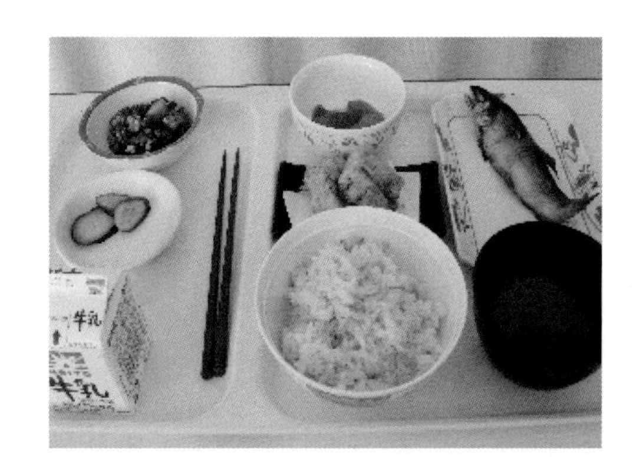

3.先進医療費

先進医療とは、現在の最先端医療の中で一定の有効性や安全性が確認されつつあるもので、保険診療と併用することが可能なものを指します。先進医療を厚生労働大臣認定の医療機関で受けると、先進医療の技術料は公的医療保険の対象外で、全額自己負担となりますが、その他の診察・検査・投薬・入院などの費用は公的医療保険が適用されます。

＊ 2020年3月、先進医療は89種類あります。

治療に用いられる先進医療（高額な先進医療費）

重粒子線治療	約308万円
陽子線治療	約268万円
高周波切除器を用いた子宮筋腫核手術	約302万円

◆ 粒子線治療（重粒子線・陽子線）

粒子線は放射線治療のひとつで、身体への負担が少なく、社会復帰が早くできる可能性があります。適用されない臓器は胃・腸です。胃や腸は、絶えず動いているので目標が定めにくく、放射線に弱く、出血したり穴が開いたりする強い副作用が伴うため使えません。さらに転移した癌にも使えません。

粒子線治療が行われている主な 癌
肝臓癌・肺癌・前立腺癌・頭頸部癌・眼腫瘍・頭蓋底腫瘍・骨腫瘍など

皆様は個人の医療保険に「先進医療特約」を付加していますか？
特約料金は月100円前後なので付加することをお勧めします。

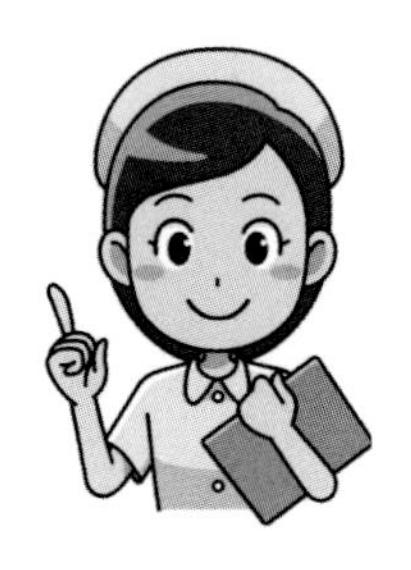

◆ 高額療養費　多数該当の制度

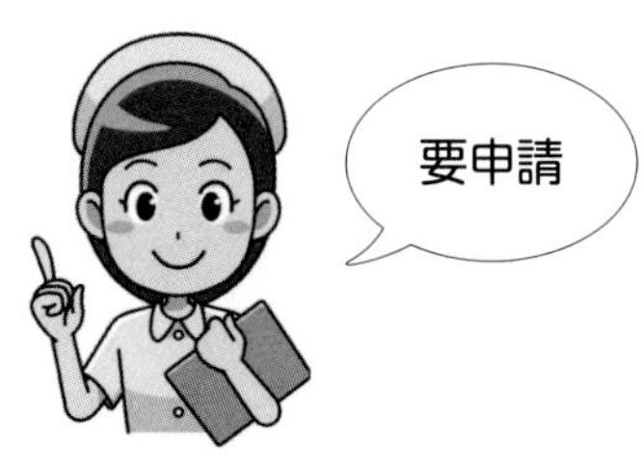

直近の１年以内に３回以上高額療養費の対象になった場合、４回目以降はさらに限度額が下がる制度です。

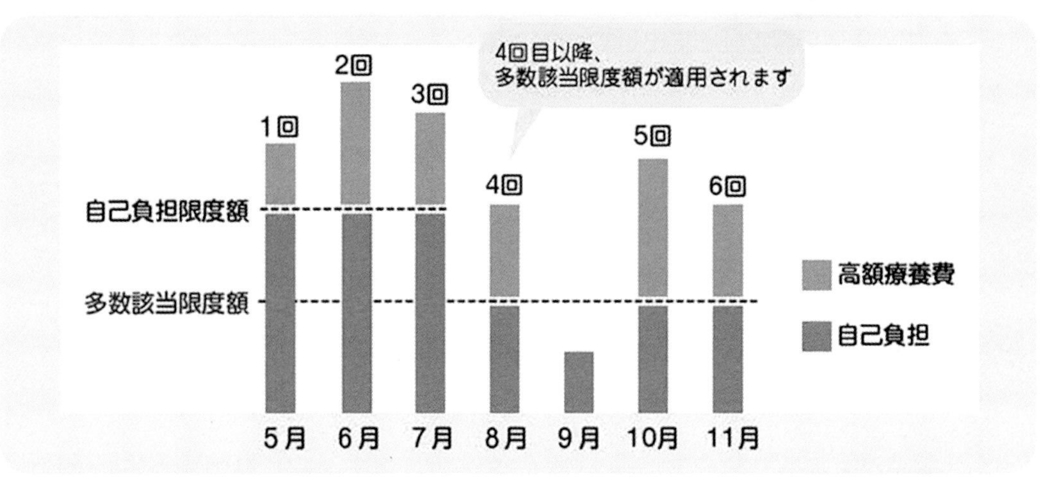

多数該当の制度も申請をしないと適用されませんので、忘れないで申請しましょう。ただし、途中で保険者が変更になった場合（健康保険組合から国民健康保険へ、協会けんぽから国民健康保険へ など）は通算されません。多数該当制度が適用されるようになると、自己負担額が 44,400 円を超えた場合、その差額が返還されます。例えば、この月に薬や病院への支払いが 65,000 円だった場合、自己負担額の限度額が 44,400 円なのでその差額の 20,600 円は返還されます。

★ 事例

50 歳で年収が 600 万円の人が毎月 100 万円の治療を受けた場合、３か月まで毎月の支払限度額は 87,430 円ですが、４か月目になると 44,400 円に下がり、そのあとは引き続き 44,400 円しか請求されません。毎月 100 万円がかかるような治療を１年受けていたとしたら、１年間でいくらかかるでしょうか？

（87,430 円× ３か月）＋（44,400 円× ９か月）＝ 661,890 円

ただし申請をしないと適用されません。

★ 事例 その1

健保組合(付加給付金が25,000円)に加入している38歳の男性(年収500万円)が胃癌になり入院、手術を受けてその総医療費が200万円かかりました。自己負担額は最終的にいくらになりますか。

◆ 限度額適用認定証を提出していない場合
退院の際には3割負担なので60万円を請求されます。
必ず事後申請をして(60万円－97,430円＝502,570円)を受け取りましょう。

◆ 限度額適用認定証を提出した場合
80,100円＋(2,000,000円－267,000円)×1％＝97,430円
退院の際にはその人の限度額の97,430円の請求となります。
「付加給付金　25,000円」ということは？退院したあと3か月後に97,430－25,000＝72,430円がお給料に加算されます。
最終的な自己負担は　25,000円です。

★ 事例 その2

協会けんぽに加入している40歳の女性(年収500万円)が乳癌になり入院、手術で、医療費が120万円かかりました。自己負担額は最終的にいくらになりますか。

◆ 限度額適用認定証を提出していない場合
退院の際に3割負担なので40万円を請求されます。
必ず事後申請をして(40万－89,430円＝310,570円)を受け取りましょう。

◆限度額適用認定証を提出している場合は
最終的な自己負担額は、89,430円
80,100＋(1,200,000円-267,000円)×1％＝89,430円
協会けんぽに加入している人と国民健康保険の人は、健保組合のように独自の「付加給付制度」がないため、この金額以上安くなることはありません。

★ 事例 その3

50歳男性(年収550万円)が肺癌になり重粒子線の治療を受け、1か月の治療費が342万でした。健康保険適用部分(診察・検査・投薬・入院料など)は保険適用になりますが、重粒子線は先進医療で高額療養費は適用されませんので、重粒子線治療の技術料にかかる費用(308万円)は全額自己負担となります。その他は保険が適用されます。342万－308万＝3 4万円で、この部分には高額療養費が適用されます。この分の支払いは、80,830円です。
計算式　308万＋80,830円＝最終的な自己負担額は、316万8 30円です。

第３章　高額医療・高額介護合算療養費制度

■ 高額医療・高額介護合算療養費制度とは

公的医療保険には「高額療養費制度」、介護保険には「高額介護サービス費制度」があります。一か月ごとの医療費、介護サービス費の自己負担額を軽減できます。この「高額医療・高額介護合算療養費制度」とは、毎年８月１日から翌年の７月31日までの年単位でそれらを合算し、なお重い負担を軽減しようという制度です。

①高額療養費制度

医療費が高額になった時に所得に応じて月の負担を軽減

＋

②高額介護サービス費制度

介護費が高額になった時に所得に応じて月の負担を軽減

↓

高額医療・高額介護合算療養費制度

毎年 8月 1日から翌 7月 31日の年単位で、①と②適用後の合計額が高額になった時に所得に応じて負担を軽減

高額医療・高額介護合算療養費制度は2008年にできた制度です。

家族の中で、医療費や介護費がかかる場合（例えば、父は病気で入院と手術、母は介護状態で２人とも費用がかかる）、医療費と介護費用の支払いは高額になります。そのような家庭の支払いを少しでも楽にするために成立しました。

厚生労働省によると、この制度を申請するのは75歳以上の後期高齢者医療制度の人たちが多いということです。

この制度は「申請主義」なので、知らなかったり忘れたりで時効の２年を過ぎるともらえません。

合算制度の時効は２年です！

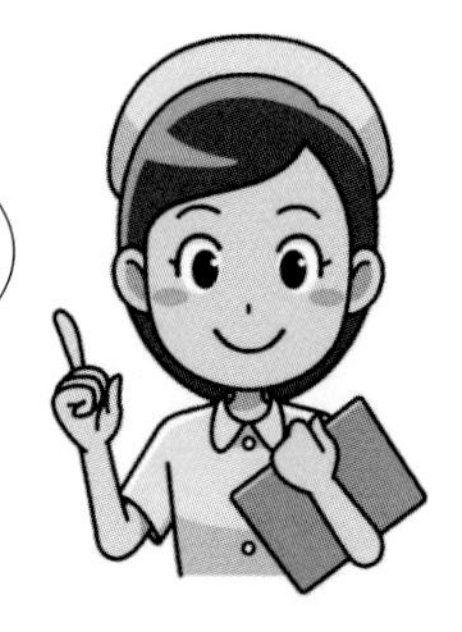

◆ 合算できる対象

同じ世帯であることに加え、同じ医療保険の加入者であることが必要です。
（世帯分離をしている場合は同じ世帯とみなされないのでこの制度は使えません。）

例）

父	国民健康保険	母	国民健康保険	○
父	国民健康保険	母	協会けんぽ	×
父	後期高齢者医療	母	国民健康保険	×
母	協会けんぽ	長男	健康保険組合	×

通常は、該当する人に市区町村からお知らせが来ることが多いのですが、見落とす可能性もあります。健保組合の場合には医療費の情報はわかりますが、介護保険の情報はないので、把握することは難しくなります。医療や介護で負担が膨らんだら、該当するかどうかを市区町村などで調べてもらうことが大切です。

◆ この制度の適用にならない費用とは

＊医療保険
・入院時の差額ベッド代・食事代

＊介護保険
・福祉用具購入費用
・自身の要介護区分の支給限度を超えたサービス費
・住宅の改修費の自己負担分
・施設サービスなどの食事や滞在費など

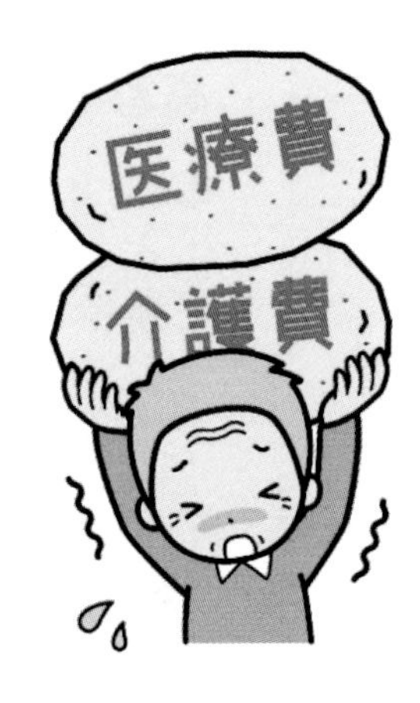

高額療養費や高額介護サービス費で既に支給された部分は対象外で、実際に自己負担した金額のみが対象となります。

◆ 高額医療・高額介護合算療養費制度　自己負担限度額

自 己 負 担 限 度 額　　2018 年 8 月～			
	70 歳未満	70 歳～ 74 歳	75 歳以上
年収約 1,160 万円以上 （課税所得 690 万円）	212 万円	212 万円	212 万円
年収 770 万円～ 1,160 万円 （課税所得 380 万円以上 690 万円未満）	141 万円	141 万円	141 万円
年収 370 万円～ 770 万円 （課税所得 145 万円以上 380 万円満）	67 万円	67 万円	67 万円
年収 156 万円～ 370 万円 （課税所得 145 万円）	60 万円	56 万円	56 万円
市町村民税世帯非課税	34 万円	31 万円	31 万円
市長村民税世帯非課税	34 万円	19 万円	19 万円

＊ 70 歳未満の世帯員については、公的医療保険の自己負担が医療機関ごとに月額 21,000 円以上になった場合のみ合算対象となります。

家計の負担を
助けてくれますね！

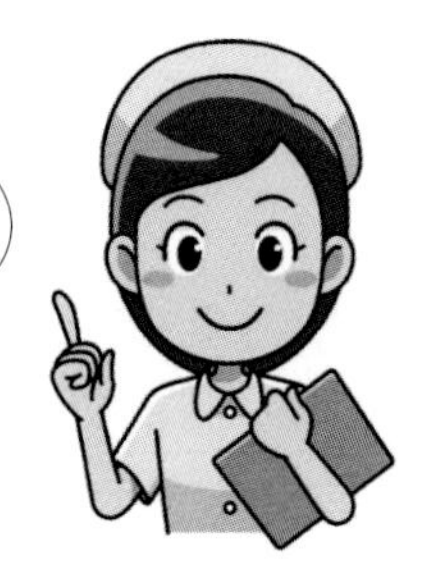

■ 高額医療・高額介護合算療養費制度の利用方法

◆ 申請先

高額医療・高額介護合算療養費制度の支給申請は、毎年 7 月 31 日時点で、その時に加入をしている医療保険へ申請していただきます。

後期高齢者医療制度にご加入の方
国民健康保険にご加入の方
｝お住まいの市区町村役場

健康保険組合・協会けんぽ・共済けんぽ…加入している医療保険者

◆ 申請の方法

高額医療・高額介護合算療養費制度を申請するには、「申請書」と「自己負担限度額証明書＊」を市区町村役場の窓口にご提出ください。

＊「自己負担限度額証明書」とは、各市区町村の窓口で交付を受けますが、後期高齢者医療制度や国民健康保険にご加入の方で、8月1日から翌7月31日まで転居をしていない方はこの書類は必要ありません。

◆ 申請時の注意点

・市区町村により対象者へお知らせが行く場合と全く行かない場合があります。市区町村により対応が異なるので、必ず各自でお問い合わせください。国民健康保険や後期高齢者医療制度は、加入している人には（自己負担限度額を上回りそうな場合）、市区町村から通知が届きますので、速やかに市区町村窓口で申請して下さい。健保組合や協会けんぽの加入者の場合は、各健康保険から通知は来ません。各自で医療費・介護サービス費を計算してください。自己負担額を上回る可能性があれば申請してください。

・転居をなさっている場合や、健康保険組合や協会けんぽから、国民健康保険や後期高齢者医療制度に変更なさった方へは連絡が届かない場合もあります。お問い合わせください。

・成年後見人制度を利用している方の場合、後見人の方の名前で申請が必要になります。

★ 高額医療・高額介護合算療養費制度のポイント

・算定期間は毎年8月1日から翌年の7月31日までです。
（1月1日から12月31日まででではないのでお気をつけください。）

・医療保険と介護保険の両方を使っていないと申請できません。
一年で利用したのが医療保険だけの場合は、対象になりません。

・月単位で支給される高額療養費や高額介護サービス費は対象外です。

・申請時効は2年です。

◆ 高額医療・高額介護合算療養費制度　計算例

★ 例その１

・家族構成　夫 74 歳　国民健康保険　年間介護費　48 万円
　　　　　　妻 72 歳　国民健康保険　3 か月医療費　20 万円
・世帯年収　250 万円
・合計　この夫婦は 1 年間で 48 万円＋ 20 万円＝ 68 万円

この夫婦の場合、高額医療・介護合算療養費制度を申請すると
一年の限度額は 56 万円なので、68 万円－ 56 万円＝ 12 万円戻ります。

★ 例その２

・家族構成　夫 76 歳　後期高齢者医療保険　年間介護費 55 万円
　　　　　　　　　　　　　　　　　　　　　医療費　18 万円
　　　　　　妻 76 歳　後期高齢者医療保険　年間医療費 32 万円
　　　　　長男 45 歳　健康保険組合　年間医療費 20 万円
・夫婦年収　400 万円
・息子年収　600 万円
この家族の場合、高額医療・高額介護合算療養費制度を申請するとどうなる？
合算できるのは、後期高齢者同士の夫婦の費用のみです。
長男は健康保険なので合算できません。
　夫は介護と医療費合計で 55 万円＋ 18 万円＝ 73 万円
　妻は医療で 32 万円　合計で 105 万円
年収により夫婦の限度額は 67 万円なので
105 万円－ 67 万円＝ 38 万円戻ります。

★ 例その３

・家族構成　夫 78 歳　後期高齢者医療保険　年間介護 80 万円
　　　　　　　　　　　　　　　　　　　　　医療費 30 万円
　　　　　　妻 70 歳　国民健康保険　年間介護費 30 万円
・夫婦年収　230 万円

この夫婦の場合、加入している保険が異なりますので合算できません。
夫が一年で 80 万＋ 30 万円＝ 110 万円　年間の限度額が 56 万円なので、
110 万円－ 56 万円＝ 54 万円戻ります。

第４章　傷病手当金

被保険者が業務以外の病気や外傷で会社を休み、その間給与などが支払われないとき、傷病手当金が健康保険から給付されます。外傷が業務上の場合や通勤途中の出来事については健康保険を使えず、「労災保険」の給付を受けられます。

■ 傷病手当金　支給条件

1．業務以外の病気や外傷で休業の場合
2．病気や外傷で、仕事につくことができない場合（労務　不能の時）
　この際には入院や通院を問わず、医師の診断証明書が必要です。
3．休んでいる期間、会社から給与などの支払いがないか、または支払われた金額が傷病手当金より少ない場合（有給休暇では適用されません。）
4．連続した３日の休みを含む、４日以上仕事を休んだ場合
※退職後も一定の条件を満たせば受給できますが、失業手当と同時には受け取れません。

◆ 欠勤３日が経過した後、４日目から最長１年６か月にわたり報酬月額の2/3が支給されます。（所得税・住民税は非課税です。社会保険料は会社が立て替えてくれますが、後で支払う義務があります。）賞与は傷病手当金に反映されません。この制度は会社員にしかない制度で、国民健康保険の加入者である自営業の人たちには適用されません。

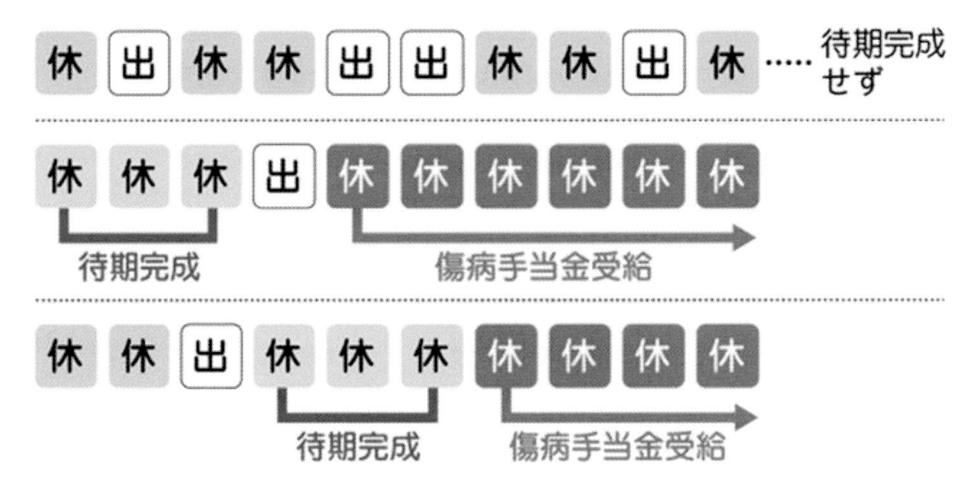

例）年収 500 万円の会社員 A 氏が病気になり、1 年半傷病手当金を受け取りました。
　その後、障害等級 2 級に認定され障害年金をもらい始めました。

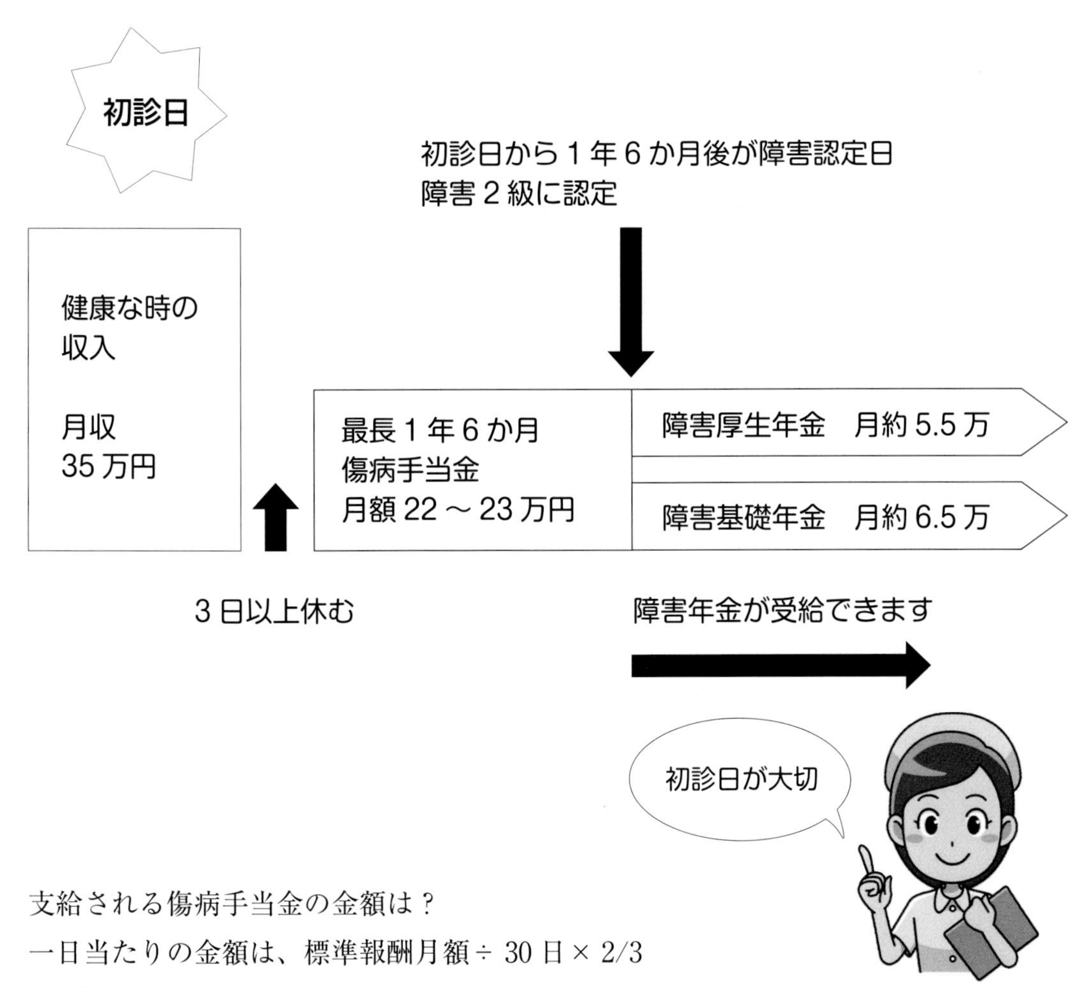

支給される傷病手当金の金額は？
一日当たりの金額は、標準報酬月額 ÷ 30 日 × 2/3
35 万 ÷ 30 × 2/3=7700 円
その支給期間は、支給を開始した日から数えて 1 年 6 ヵ月です。
1 年半の間は月額約 22 ～ 23 万円が支給され、その後障害年金の適用と認定された場合には月額約 12 万円を受け取ることができます。

◆ 大切な初診日の証明

初めて病院で診察を受けた「初診日」は非常に大切な日となりますので、必ず領収書やお薬手帳、病院名などは保管しておくよう患者さんにその旨お伝え下さい。

なぜなら、この病気（外傷）が原因で休まなくてはいけない期間が初診日から 1 年半過ぎたとき、「障害年金」の受給が可能かどうか判定されるからです。初診日が特定されないと、障害年金の判定ができません。

◆ 心の病（うつ）などで長期間仕事を休む場合

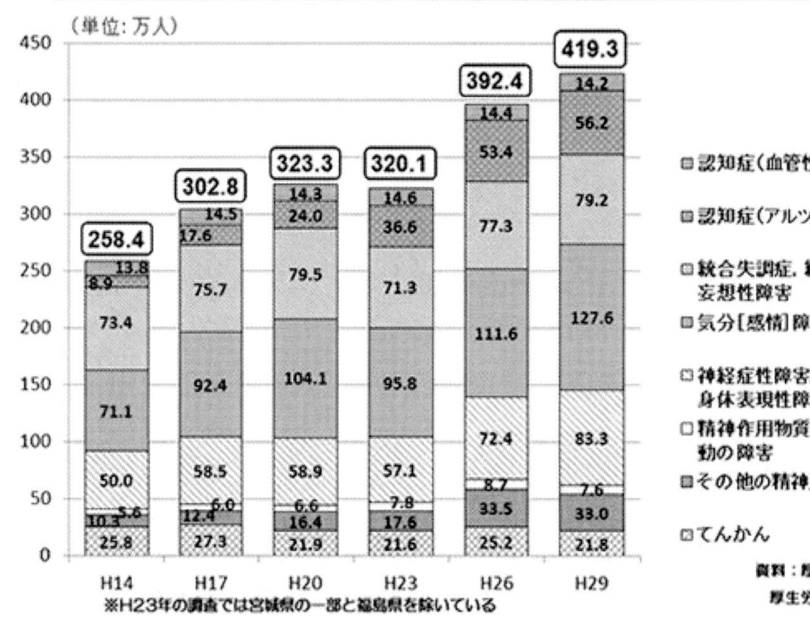

近年うつ病などの精神疾患で、会社を長期間休まざるを得ない人たちが急増しています。平成29年には400万人を超えました。うつ病、統合失調症、不安障害、認知症などが多くなっています。

精神疾患により勤務先を休むことになっても、毎月出ていく生活費を抑えることは大変です。住宅ローン、教育費、生命保険、厚生年金の保険料、住民税、固定資産税、光熱費、その他ローンなど、お給料が入らなくなっても支払わないわけにいきません。毎月固定的に出ていく支出は、精神疾患を抱える患者さんにとっては非常に重い負担になってきます。

働けないリスクをどう備えるかということは、働くすべての方に共通することですが、最初に公的保障を確認する必要があります。

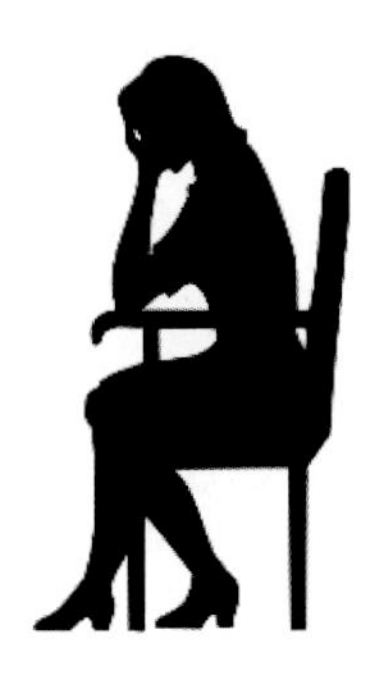

このような場合、心強いのが下記の制度です。

1. 傷病手当金　(残念ですが、自営業の方にはこの制度はありません)

欠勤が続いてお給料の支払いがなくなったとき、健康保険から1年半支給されます。お給料の2/3が支給されます。非課税です。

(＊症状が改善されず、1年半以内に退職した場合、在職中に健康保険に1年以上加入していれば、傷病手当金の残りの期間を継続できます。)

2. 団体向けの所得補償保険

一般的な民間の「所得補償保険」は、精神疾患を対象とするものがほとんどありません。(精神疾患で休んでも保険は出ません。)

ところが大きな企業では企業単位で加入ができる「団体長期障害所得補償保険GLTD＊」は精神疾患をカバーしているものが多いので、ご加入可能であれば検討なさるのもいいと思います。精神疾患に関しては特約として付加する場合が多く、うつ病、躁病、不安障害、統合失調症などの病気で就業障害の場合に補償の対象となります。

＊ GLTD = Group Long Term Disability Insurance

3. 公的支援制度

うつ病などの精神疾患で所定の診断を受けた人は、通院医療費や薬代の自己負担が3割から1割に軽減される公的制度があります。

厚生労働省　　みんなのメンタルヘルス総合サイト
https://www.mhlw.go.jp/kokoro/support/3_05_02secure.html
さらに詳しい支援制度などについては上記のサイトをご参照ください。

どうしても仕事への復帰が難しく退職する場合

4. 失業手当の特定理由離職者

病気の治療を理由に自主退職する場合、失業給付の基本手当の給付日数が最大360日になります。

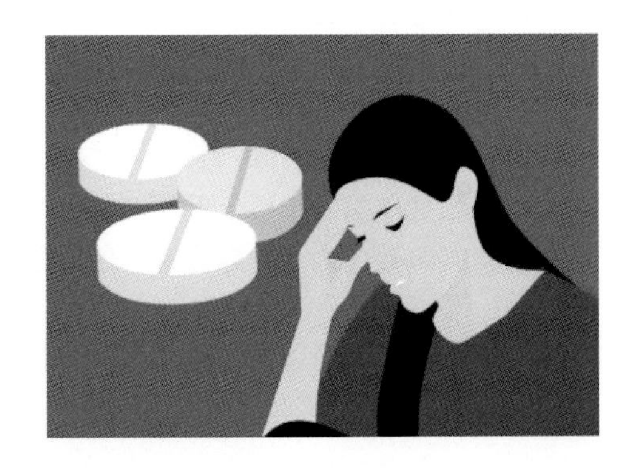

◆ 任意継続被保険者の方の場合、傷病手当金は支給されません。

任意継続被保険者とは、会社を辞めた人が引き続き個人でその会社の保険を最長２年間、継続できる制度です。ただし、会社を辞めた後は保険料の全額納付の義務を負います。（会社員の場合の保険料は会社が半分負担）

＜任意継続加入条件＞

1．資格喪失（＝退職日）まで継続して２か月以上の被保険者期間がある人

2．75歳未満であること

3．退職日の翌日から20日以内に手続きをした人

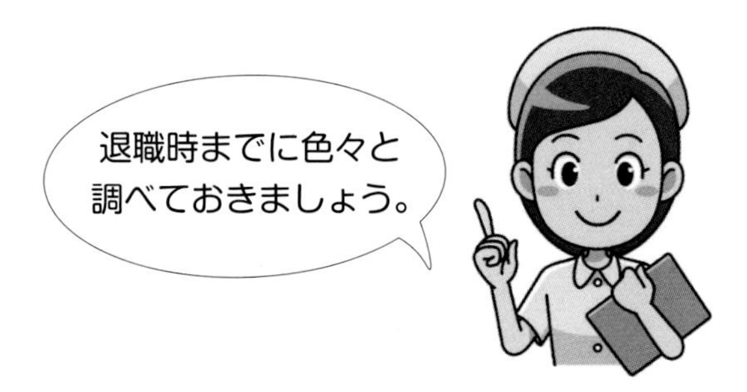

★ 傷病手当金をもらえない人たちの場合　　　要注意！！

傷病手当金が受け取れるのは、健康保険組合や協会けんぽの人たちです。自営業やフリーランスの国民健康保険の加入者たちはこの制度がないため、もらえません。会社員の人たちは身体の事情で仕事に就けなくなったとしても、この傷病手当金のおかげで、すぐに収入が途絶えてしまう心配は少ないと言えます。ところが自営業の人たちは、病気やケガで仕事ができなくなると同時に収入が途切れます。ここが会社員と自営業者の人たちとの大きな違いです。

自営業の人たちは、万が一に備えて半年～１年くらい仕事を休んでも困らないよう貯金を蓄えたり、保険に加入しておいたりしましょう。入院や手術などで医療費の負担が大きくなる中、仕事から収入を得られなくなり、貯金も少ないと安心して治療できません。

常に万が一のことを考えて、「備え」をしておきましょう。

第５章　障害年金について

■ 障害年金とは

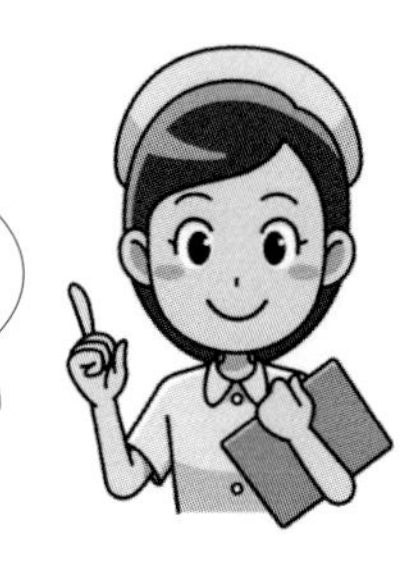

障害年金とは、病気や外傷で障害を負った人がもらえる年金です。

障害年金は原則、20歳から65歳になるまで請求できます。

ところが自分や家族が「障害年金」の対象になるとは思わず、申請しない方がとても多いです。「障害者手帳」を持っている人しか障害年金を受け取れないと勘違いしているからでしょう。

本来なら障害年金を受け取れるにも関わらず申請していない人の場合、障害年金を遡って受け取れる時効は５年です。例えば７年前からの障害で、年金の受給資格があることを知り申請をして認定されたとしても、お金を受け取れるのは５年分で、その前の２年分は受給権利を失います。

手足の障害、目の障害だけが対象になると思っている人が多いのですが、実際には、うつ病、人工関節・ペースメーカー・糖尿病、癌など、病名に関わらず年金法（国民年金法および厚生年金保険法）で定めた「障害の生活や仕事が制限される状態」になれば請求できます。最近では、化学物質過敏症や慢性疲労症候群などによる障害も、病気への理解が進んだため、障害年金を受け取れる人が増えています。

◆ 障害年金を受けられるかどうかの基準

https://www.nenkin.go.jp/service/jukyu/shougainenkin/ninteikijun/20140604.html
障害年金を受給できるかの基準に照らし合わせて、ご確認ください。

障害年金には税金がかかりません。非課税で受け取れる年金ですので、所得税も住民税もかかりません。障害年金をもらいながら働いている方もいらっしゃいますが、お給料を受け取っていても減額されません。しかし、働いている場合は社会保険料の支払いは発生します。患者さんの中に障害年金の対象になりそうな方がいらしたらぜひ、「障害年金が受け取れるかもしれません。」とお声がけ下さい。

■ 障害年金を受けられる可能性がある病気

精神障害	・統合失調症・知的障害・うつ病・躁うつ病 ・認知症・アルコール精神病・てんかん性精神病 ・高次脳機能障害・頭蓋骨内感染に伴う精神病など
内臓などの障害	・**呼吸器疾患**…肺結核・じん肺・気管支喘息・慢性気管支炎 膿胸・肺線維症など ・**循環器疾患**…リウマチ・狭心症・心筋梗塞・慢性心不全 拡張型心筋症・人工弁の装着・悪性高血圧・慢性心包炎 心臓ペースメーカーや植込み除細動器（ICD） 高血圧性心疾患・慢性虚血性心疾患・冠状動脈硬化症 大動脈性狭窄症など ・**腎疾患、肝疾患**…慢性腎炎・ネフローゼ症候群・慢性腎不全 肝硬変・肝癌・多発性肝膿傷・糖尿病・慢性糸球体腎炎など ・**血液**…癌・尿路変更術・人工肛門や新膀胱の造設・ HIV（ヒト免疫不全ウイルス感染症）慢性疲労症候群 ダンピング症候群・脳脊髄液減少症など
外形的な障害	・**手足の障害**…上肢や下肢の切断や離断障害・上肢や下肢の 外傷性運動障害・脊髄損傷・脳出血・脳梗塞・脳軟化症・ 重症筋無力症・関節リウマチ・進行性筋ジストロフィー 変形性股関節症・線維筋痛症・バージャー病など ・**眼**…白内障・緑内障・ブドウ膜炎・眼球萎縮・ 癒着性角膜白斑・網膜性絡膜萎縮・網膜色素変性症など ・**聴覚・鼻腔・嚥下機能**…メニエール病・感音性難聴・突発性 難聴・頭部外傷などによる内耳障害・咽頭摘出術後後遺症

上記の症状に当てはまっても、症状が重視されるので障害年金を受けられるとは限りません。

■ 障害年金を申請できる時期は？

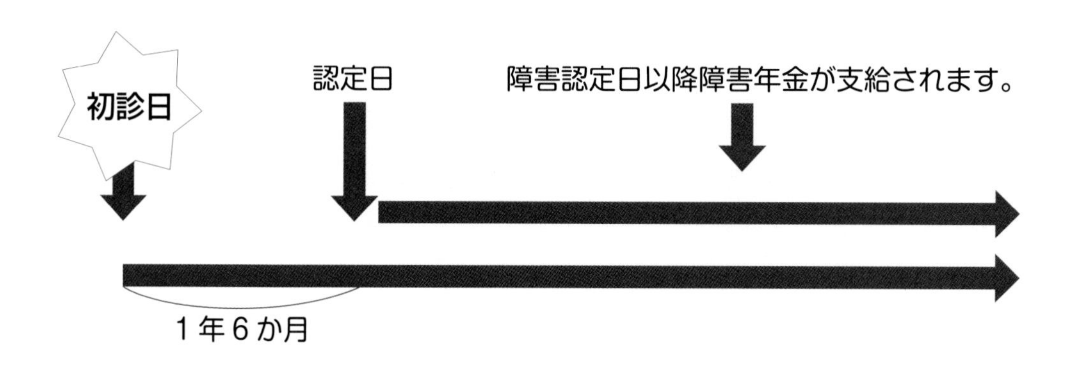

病気やケガで病院にかかってから１年６か月後も障害状態であれば、その後は障害年金が支給されます。初診日に厚生年金の加入者か国民年金の加入者かによって、受け取れる年金が異なってきます。

◆ 障害認定日　特例

初診日から１年６か月以内に下記のような日があれば、その日が「障害認定日」となります。

★ 障害認定日

・肢体の外傷で切断や離断をした場合、切断や離断をした日
・人工骨頭または人工関節を挿入または置換した場合は、挿入または置換した日
・喉頭全摘出術を施した場合は、喉頭全摘出術を施した日（2級）
・在宅酸素療法を施行中の場合は、在宅酸素療法を開始した日（2級か3級）
・人工透析を行っている場合は、透析を開始した日から3か月を経過した日（2級）
・人工肛門または人工膀胱を造設した場合は、造設した日（3級）
・心臓ペースメーカーまたは人工弁を装着した場合は、装着した日（3級）
・尿路変更術を施した場合は、施行した日（3級）

■ 障害年金の受給額

障害の程度が重いほうから、１級・２級・３級・障害手当金となります。

障害年金１級と２級に該当する人は、障害厚生年金とともに障害基礎年金が支給されます。障害年金の障害厚生年金の金額は、人により異なります。（その人の平均標準報酬月額や厚生年金に加入していた年月により、変わります。）

お給料が高く、長い期間勤めていた人の場合は年金額が多くなります。さらに、配偶者や子供の加算額が加わります。

年金・手当金の金額　（2020 年度）		
	障害厚生年金・障害手当金	障害基礎年金
１級	（報酬比例の年金額）× 1.25 ＋ （＊1　配偶者の加給年金額）	977,125 円 （月額 81,427 円）＋ ＊２　子の加算額
２級	（報酬比例の年金額）＋ （＊1　配偶者の加給年金額）	781,700 円 （月額 65,141 円）＋ ＊２　子の加算額
３級	（報酬比例の年金額）最低 596,300 円 （月額　48,858 円）	
障害手当 （一時金）	（報酬比例の年金額）× 2 最低　1,172,600 円	

＊１　配偶者加給年金（2020 年度）

本人が１級もしくは２級に該当する場合、配偶者が 65 歳未満（事実婚を含む）であれば、配偶者の加給年金が付きます。

（配偶者が年収 850 万円未満という条件が付きます。）

配偶者加給年金
金額　　年間 224,900 円（月額　18,741 円）

＊２　子の加算　（2020 年度）

子　　の　　数	金　　　　額
１人目・２人目の子	１人につき、224,900 円（月額 18,741 円）
３人目以降の子	１人につき、75,000 円（月額 6,250 円）

子の加算対象：子が18歳到達年度末（高校卒業）まで加算されます。ただし、子供自身が障害等級１級もしくは２級に該当する場合、この加算は20歳まで延長して支払われます。

◆ 会社員の方の障害厚生年金と障害基礎年金の受給例

障害厚生年金は、その方の標準報酬月額や勤めている期間などにより金額が異なってきます。下記の表は、おおよその平均的な数値です。

障害厚生年金１級と２級の方は障害基礎年金も受給できますので、その金額も含んだ額です。

	独　身	配偶者あり	配偶者と子２人
１級	約144～180万円 月額約12～15万円	約168～204万円 月額14～17万円	約204～252万円 月額17～21万円
２級	約120～144万円 月額約10～12万円	約144～180万円 月額12～15万円	約180～216万円 月額15～18万円
３級	約60～72万円　月額　約5～6万円		

（2020年度）

◆ 自営業者の方の障害基礎年金の受給額

自営業者の方の場合は障害厚生年金対象ではないため、障害基礎年金のみしか受け取れません。配偶者の有無により受給額が変わるということはありません。子供の人数により受給額が異なります。

	子なし	子１人	子２人	子３人
１級	977,125円 月額81,427円	1,202,025円 月額100,168円	1,426,925円 月額118,910円	1,501,925円 月額125,160円
２級	781,700円 月額65,141円	1,006,600円 月額83,883円	1,231,500円 月額102,625円	1,306,500円 月額108,875円

（2020年度）

★ 障害年金は非課税、所得税や住民税は控除されません！

障害年金の支給日は年間６回です。偶数月（２月･４月･６月･８月･10月･12月）の15日に支給されます。例えば、６月15日に支給される障害年金は、４月と５月分の２か月分が支給されるということです。

同じ障害を負ったとしても、会社員であるのか自営業者であるのかにより、受け取る障害年金は異なってきますので、ご自身の場合に当てはめてご確認ください。

★ 障害年金で大切な初診日

障害年金で特に注意したいのが「初診日」です。
会社員の場合、体調が悪くなったとしても、会社を辞める前に必ず診察を受けて初診日を確定してください。その初診日に厚生年金の加入者であった場合、障害年金を受け取れることになれば、障害基礎年金と障害厚生年金の２階建てで受け取れるからです。

会社員のうちに傷病が始まったのに診察を受けずに退社して、退職後、病院で診察を受けた場合は国民年金の加入者となりますから、障害基礎年金だけの受給となり、かなり受取金額が下がります。

初診日に厚生年金に加入していれば１～３級まで受給可能
初診日に国民年金に加入していると１～２級まで受給可能

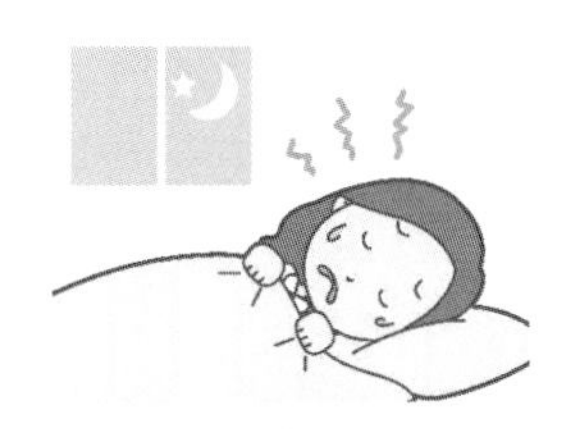

特に精神的な病の場合初診日に注意！

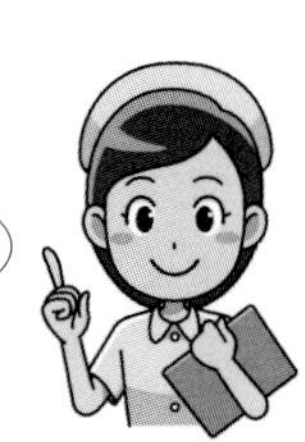

１級	・身体の機能の障害または長期にわたる安静を必要とする症状 ・活動範囲はほぼ寝室 ・常に介助が必要な状態
２級	・日常生活を送ることが極めて困難で、仕事をして収入を得ることができない状態 ・活動範囲はほぼ家の中 ・病院内であれば、ほぼ病棟の中
３級	・フルタイムでの仕事に身体が耐えられない、軽度の業務ならできる可能性がある状態

■障害年金を受けるための大切な４つの条件

１．初診日を証明できること

その病気や外傷で病院に行き、初めて診察していただいた証明書が必要です。診断書があると障害年金の審査を受けることができます。必ず初診の際の領収書やお薬手帳などは保管しておくよう、患者さんにお伝え下さい。

～請求時に必要な書類～

①医師の診断書

②初診日がわかる医療機関の証明書（診察券・領収書・第三者の証言なども可）

③患者側による病歴や就労状況等申立書）など

２．初診日に年金に加入している（被保険者であること）こと

原則20歳から65歳までの間は年金に強制加入していますが、初診日に国民年金の加入者なのか、厚生年金の加入者なのかで障害年金の受給額が大きく異なります。

３．初診日時点で未納付の有無

初診日のある月の前々月までの期間の2/3以上が納付済み、もしくは免除・猶予であること、直近１年間に未納付がないこと。

初診日の前に年金の未納付があれば、未納付分を支払ってから病院で診察を受けるといいでしょう。

・20歳を過ぎた学生で国民年金保険料を納めない場合は、社会人になるまでに必ず学生納付特例の手続きをしておきましょう。

４．初診日から１年６か月後に障害の基準に当てはまること

・審査の結果、障害年金の程度に当てはまれば支給が決定されて、請求した翌月から障害年金を受け取ることができます。

・障害年金受給の程度に当てはまらなければ、65歳になるまで再度請求をすることが可能です（不服申し立て）

※不服申し立て

年金の決定（障害年金受給不可）があったことを知った日の翌日から３か月以内に地方厚生局に申し立てられます。決定が変わらない場合には国の社会保険審査会に再審査の請求も可能です。審査会では、請求者本人が（患者）直接意見を述べることができます。

★ 障害給付の請求先

初診日において加入していた年金制度

1．国民年金の第一号被保険者の場合	お住いの市区町村村役場
2．国民年金の第３号被保険者の場合	住所地を管轄する年金事務所
3．厚生年金の場合	年金事務所
4．共済組合の場合	共済組合

例）神経難病を患っていて障害年金（障害年金３級）を受給しているＡさん

脚が上手に動かせなかったのがどんどん悪化し、移動に車椅子が必要になりました。病気の進行により生活や仕事への支障が大きくなれば、障害年金の等級は上がる可能性があります。

３級から２級へ変更申請をしたところ、残念なことに認められず、あきらめかけましたが「不服申し立て」ができることを知り再挑戦。今回は診断書に、医師が「歩行困難で車いす使用」と記入した点が認められ、障害年金２級が決定しました。

不服申し立てをして決定が覆ることは多々ありますが、障害年金に関して詳しい医師や、社労士さんたちに依頼することが大切です。

◆ 障害認定日に障害等級に該当していた場合には、障害認定日から５年以内に認定を受けないと時効になりますので、早めに手続きをしましょう。

★ 障害年金支援ネットワーク

0120-956-119

社労士が無料で相談に答えてくれます。
祝日を除く、月〜土曜日、10時から12時、13時から16時

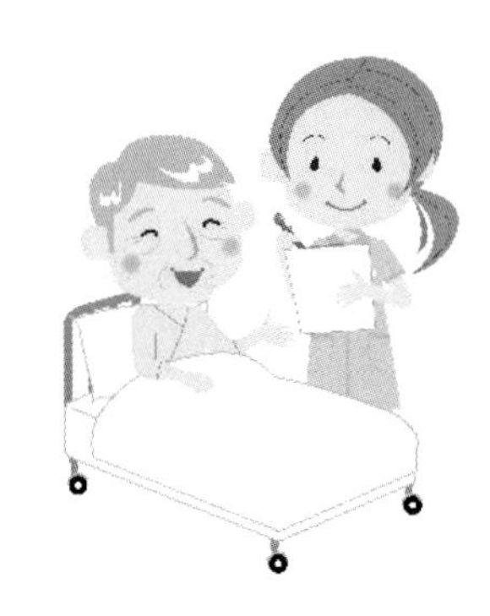

★３種類の「障害者手帳」

１．身体障害者手帳

　身体障害者手帳は、その障害が永続することを前提とした制度

～手帳の交付対象となる障害～

視覚障害 ・聴覚障害 ・平衡機能障害音声・言語機能障害・そしゃく機能障害・肢体不自由・心臓機能障害・腎臓機能障害・呼吸器機能障害・膀胱又は直腸機能障害・小腸機能障害・ヒト免疫不全ウイルスによる免疫機能障害・肝臓機能障害

２．療育手帳 または 愛の手帳（東京都）

　知的障害の人に発行される手帳

・知的障害とは、知的機能の障害が発達期（18 歳未満）に現れ日常生活に支障が生じているために、特別な援助を必要とする状態

・知能測定値・知的能力・基本的生活の能力などの項目で判定されます。

・程度は１度～４度と判定。数字が小さいほど障害が重くなります。(1 度が最重度・2 度が重度・3 度が中度・4 度が軽度)

３．精神障害者保健福祉手帳

　精神障害のため、長期にわたり日常生活又は社会生活への制約がある方に発行されます。

・ １級・2 級・3 級と分かれていて 1 級が一番重度です。

・ 手帳の有効期間は、申請受理日から 2 年間（2 年後の月末まで）で、更新を希望する方は更新申請の手続を行う必要があります。

・ 所得税・住民税・相続税・贈与税・利子の非課税などの優遇措置があります。

　障害年金の等級と対応しているので、精神疾患で障害年金を受けていれば、年金の等級と同じ等級の精神障害者手帳が交付されます。

第６章　労災保険（労働者災害補償保険）と雇用保険

■ 労災保険とは

仕事中に負傷をした場合には公的な「労働者災害補償保険＝労災保険」から給付を受けられます（労災保険料は全額会社負担）。自分で選んで加入する生命保険や医療保険とは違って、会社が必ず加入しています。労災保険とは、仕事中にけがを負ったり、障害状態になったり、死亡をした場合などに給付される公的な保険のことです。対象者は正社員、パート、アルバイトなどの非正規社員も含めた会社の従業員すべてに適用されます。

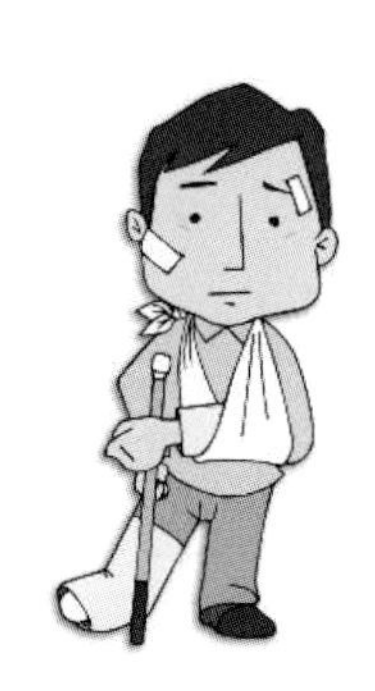

■ 主な給付

労働者災害補償保険（労災保険）	休業補償給付	業務または通勤に伴う傷病のために休業した場合
	障害補償年金	業務または通勤に伴う傷病で障害が残った場合
	遺族補償年金	業務災害や通勤災害で死亡した場合

労災保険がおりて保険金給付の対象となるのは、仕事中の病気や外傷、死亡（業務災害）と、通勤中の病気や外傷、死亡（通勤災害）です。

◆ 休業補償給付

仕事中や通勤途中での傷病や障害を負ったときに、給付されます。
休業１日につき給付基礎日額の60％～80％

例）　病院で書類を運んでいるときに階段を踏み外して骨折をしてしまった場合入院・手術のために休んだ場合、労災保険の対象になります。休んでいる間の所得補償が休業補償給付です。お給料が支払われない時に支給されます。（普段のお給料の６割～８割くらい）何日間か休業が必要な場合は、初日～３日目まで会社から、４日目以降は国からの支払いを受けます。

会社からの期間は普段の給料の６割、国からの期間は普段の給料の８割（休業補償給付６割＋休業特別支給金２割）です。

◆ 障害補償年金

業務または通勤が原因となった負傷や疾病が治ったとき、身体に一定の障害が残った場合、業務災害の場合には障害補償給付年金が支給されます。通勤災害の場合には障害給付年金が支給されます。

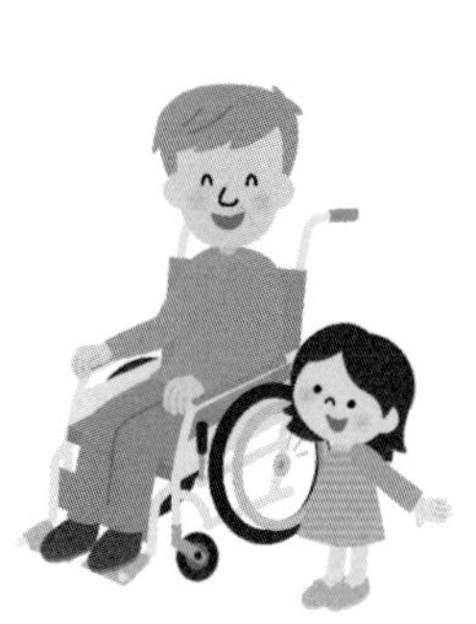

例えば、通勤途中に交通事故に遭い、半身不随になり車椅子生活になったような場合
給付基礎日額×障害の程度に応じた日数
年金の支払い…障害補償年金は、支給要件に該当することになった月の翌月分から支給され、毎年、2月・4月・6月・8月・10月・12月の6回、それぞれ前2か月分が支払われます。

◆ 遺族補償年金

業務または通勤が原因で亡くなった労働者の遺族に対して、業務災害の場合には遺族補償給付、年金が支給されます。通勤災害の場合には遺族給付が支給されます。また葬祭を行った遺族などに対して、業務災害の場合には葬祭料が支給され、通勤災害の場合には葬祭給付が支給されます。

★ 労災保険の対象になる人・ならない人

労災保険は正社員か非正規雇用か、短期労働（パートやアルバイト、日雇いなど）かどうかなどといった雇用形態に関わらず、労働の対価として賃金を受け取る全ての人が対象となります。ただし、労働者を守るための制度であるため、代表取締役（事業主や社長と同一の場合がほとんど）、業務執行取締役、監査役は労災保険の対象になりません。

■ 業務災害の場合　どのような場合が対象となるでしょうか？

- ・仕事中のトイレ休憩中や社内（病院内）の移動中　○
- ・出張時、駅の階段で足を踏み外して骨折　○
- ・病院内食堂で、ランチ休憩中（食堂の設備上のケガなら○）　△
- ・病院内だが、私用での用事中　×
- ・仕事中、重い荷物を持ち上げてぎっくり腰　○

労災認定のポイントは、仕事中であることです。事業主（会社）の支配・管理下（勤務中・出張中・営業中）における労働者の業務に起因すること。仕事以外の行動中の場合は職場の設備や管理に原因がある場合は認められます。

■ 通勤災害の場合　どのような場合が対象となるでしょうか？

- ・渋滞のため迂回中　（普段使わない交通機関の利用を含む）　○
- ・自然災害や交通事情により、自宅ではなくホテルからの出勤中　○
- ・通勤中にパンやコーヒーを買った際（中断と見なされない）　○
- ・会社に行く前に病院へ行く途中（通勤ルートに戻るのなら○）　△
- ・会社帰りに友達と映画館に行く途中　×

労災認定のポイントは、仕事のための通勤として合理的かどうかです。ただし例外として、「日用品の購入」「医療機関などへの受診」「選挙に投票」「配偶者や同居の祖父母の介護」など、日常生活で必要な行為をやむを得ず行う場合には労災の対象となります。

労災保険の申請の手続き　相談先となるのは労働基準監督署

◆ 必要書類の準備と提出

労災が起きた場合、労災かどうかの判断を行うのも、書類の提出先となるのも労働基準監督署です。会社がスムーズに対応してくれることが最善ですが、対処をしてくれない場合は、ご自身で速やかに労働基準監督署へ必要書類を入手しましょう。必要書類とは「療養補償給付たる療養の給付請求書」です。これは労働基準監督署で入手ができるほか、厚生労働省のホームページからダウンロードをすることができます。この書類に必要事項を記入して、勤め先に記入してもらい、病院へ提出します。

◆ 労働基準監督署

病院側が労働基準監督署に「療養補償給付たる療養の給付請求書」を提出し、労災での診断や治療は、費用の自己負担なく受けられます。提出する書類は給付の種類によって異なりますので、よく確認しましょう。

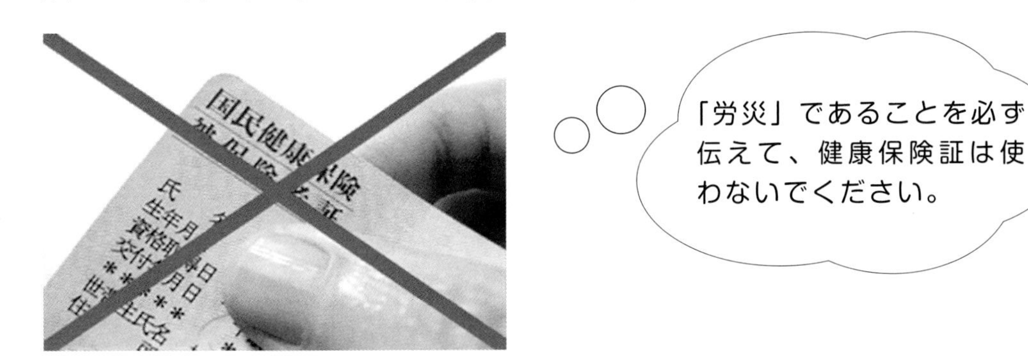

健康保険証は仕事に関係ない病気やケガの時に使用しますので、労災の場合には使えません。各地域に労災の指定病院があります。
→労災保険指定医療機関検索（厚生労働省）

◆ 健康保険証を使用した場合は？

健康保険組合や協会けんぽなど、勤務先の健康保険を扱う機関へ問い合わせ、健康保険から給付された診療報酬の返還を行ってください。かかった費用を必要書類に記入して、労働監督署に提出して請求して下さい。

■ 雇用保険

雇用保険とは働く意思や能力があるのに、何らかの理由（会社の倒産・解雇・自己都合で離職など）で働く場を失ったり、休職せざるを得なくなったりした場合、一定の所得を補償するものです。

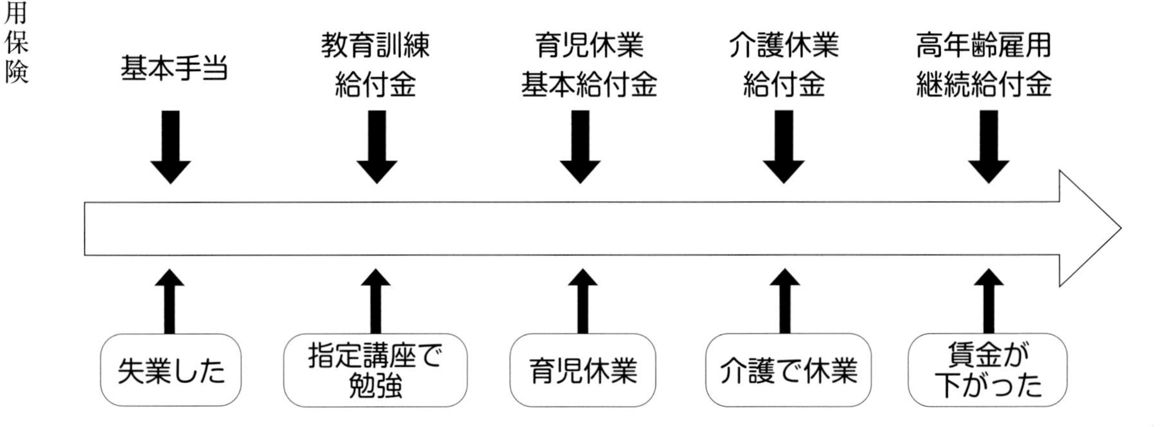

雇用保険の主な給付

種　類	いつ支給される？	給付内容
基本手当	被保険者期間が通算12か月（倒産、解雇の場合は6か月）以上ある人が離職して職業につけない時	基本手当日額 （賃金日額の一定割合） ×所定給付日数
教育訓練給付	・一般教育訓練給付 働く人の主体的な能力開発の取り組み、中長期的なキャリア形成の支援 ・専門実践の教育訓練給付 専門的な勉強をする人向け	・一般の場合 講座を受講、終了した場合 教育訓練費の20% （上限10万円）＊ ・専門の場合…受講費の50% （上限40万円）
育児休業給付金	1歳未満の子の養育のために休業した場合	給付月額は最初の6か月は休業開始時の賃金月額の67%、6か月経過後は同50%
介護休業給付金	配偶者や父母などの介護のために休業した場合	給付月額は休業開始時の賃金月額の67%
高年齢雇用継続	60～64歳の賃金が60歳のときに比べて75%未満になった場合	給付月額は60歳以降の賃金月額の最大15%

◆ 失業したときの基本手当

会社都合と自己都合では所定給付日数が異なります。

会社都合で離職した場合

	被保険者期間				
	1 年未満	1 年未満 5 年未満	5 年以上 10 年未満	10 年以上 20 年未満	20 年以上
30 歳未満	90 日	90 日	120 日	180 日	0
30 歳以上 35 歳未満		120 日	180 日	210 日	240 日
35 歳以上 45 歳未満		150 日	180 日	240 日	270 日
45 歳以上 60 歳未満		180 日	240 日	270 日	330 日
60 歳以上 65 歳未満		150 日	180 日	210 日	240 日

自己都合で離職した場合

	1 年未満	1 年以上 10 年未満	10 年以上 20 年未満	20 年以上
全年齢	0	90 日	120 日	150 日

就職困難者（障害がある場合）

	1 年未満	1 年以上 5 年未満	5 年以上 10 年未満	10 年以上 20 年未満	20 年以上
45 歳未満	150 日	300 日			
45 歳以上 65 歳未満		360 日			

＊病気で就職が困難な場合、45 歳以上 65 歳未満だと 360 日の給付日数になります。

■ 教育訓練給付金

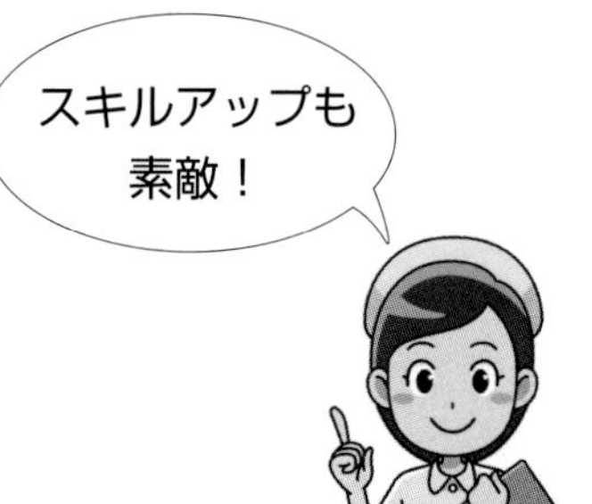

雇用保険の加入者が、スキルアップのために厚生労働省が指定する講座で勉強したとき、受講料の一部を給付してくれる制度です。
教育訓練給付金は厚生労働大臣が指定した講座です。
https://www.gov-online.go.jp/useful/article/201408/1.html

給付制度は「一般教育訓練給付」「専門実践教育訓練給付」「離職者への教育訓練支援給付」の3つに分かれます。

	対象者	給付額	対象講座
一般教育訓練給付	雇用保険の被保険者期間が3年以上（初回は1年以上）で在職者または離職後1年以内の人	受講費用の20％で上限は10万円	PC技能、英語簿記、ファイナンシャルプランナー（FP)、税理士、中小企業診断士等
専門実践教育訓練給付	雇用保険の被保険者期間が3年以上（初回は2年以上）で在職者または離職後1年以内の人	受講費用の50％で上限は原則年40万円	看護師、介護福祉士、歯科技工士、美容師などの免許を取得する養成課程、MBA, 会計、法科大学院などの専門職大学院等
離職者への教育訓練支援給付	専門実践教育訓練を受講する45歳未満の離職者など	雇用保険の基本手当日額の80%	

＊専門実践教育訓練給付は、2022年までに対象講座を5000に拡充予定

★ 教育訓練給付

・講座を受講、終了して修了証明書をもらわないと給付金はもらえません。
・専門実践教育訓練を受講するには、事前にハローワークで面談をして目標を決めるキャリアコンサルティングを受ける必要があります。
・専門実践教育を終了後、資格を取得し、かつ1年以内に就職をすれば受講費を上乗せしてもらえる利点があります。

このような給付制度を上手に活用して各自の専門能力を高めると、転職などにも有利です。人生100年時代に役立つはずです。

■ 育児休業給付金

育児休業中に国からお金が給付される制度のことを言います。産前産後休業とは異なり、母親もしくは父親などで子供を養育する義務がある人が、法律に基づいて取得ができる制度です。この休業後、社会復帰をすることを前提に支給されます。この給付金は非課税です。さらにこの給付金を受給中は、社会保険料（厚生年金・健康保険・介護保険・雇用保険）が免除されます。

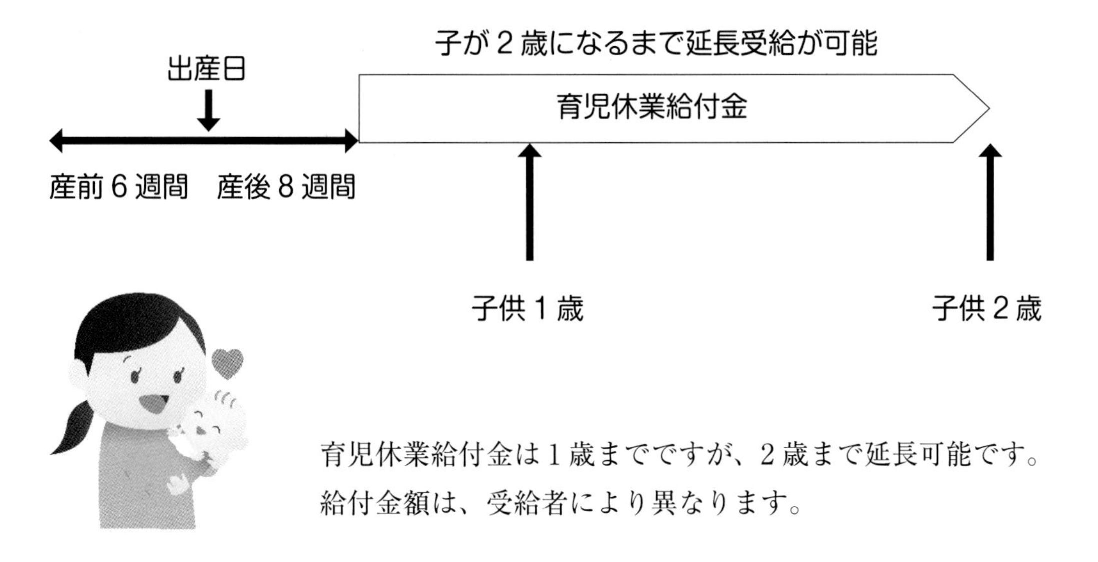

育児休業給付金は１歳までですが、２歳まで延長可能です。
給付金額は、受給者により異なります。

◆ 高年齢雇用継続給付金

60歳以降も引き続き働く人が増えていますが、60歳以降の収入はかなり減る場合が多く、雇用保険の高年齢雇用継続給付金ができました。この制度は２つに分かれます。

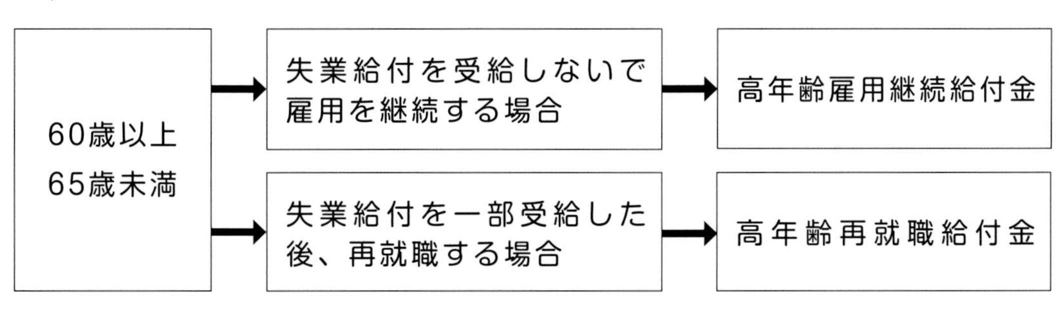

＊受給条件
・雇用保険の被保険者期間が５年以上あること
・賃金が60歳到達時賃金の75％未満であること
・各月の賃金が344,209円未満であること
・支給対象月の末日まで在籍していること

第７章　介護保険制度

■ 介護保険のしくみ

介護保険は、2000 年に創設された制度です。それ以前の日本は親が介護状態になったとき、家族で（お嫁さんや子供たち）親の面倒を見てきました。ところが、高齢化が加速して親を介護する子供たちも高齢化している状況です。さらに少子高齢化や核家族、さらに未婚の増加により、介護が大きな負担となってきたのです。そのために介護を社会全体で支えましょうということで介護保険がスタートしました。

◆ 介護保険料の徴収の仕方

介護サービスを支えるための介護保険料は社会保険料の一つとして、会社員や公務員の場合、40 歳になるとお給料から健康保険の保険料と一緒に引かれます。（介護保険料は、健康保険料と同じく事業主が半分負担）

自営業の方の場合は国民健康保険に加入していますので、介護保険料は居住している自治体が決めます。これは住んでいる都道府県地区町村により異なります。また、世帯分の保険料を世帯主がまとめて支払います。

65 歳以上の方は年金から保険料をさし引かれます。65 歳からの年金を繰り下げもらうことにしている人には専用の納付書が届きますが、口座振替などの手続きも可能です。介護保険料の支払いは、本人が亡くなるまで続きます。

◆ 介護保険を受けられる人

・第一号被保険者（65 歳以上）
要介護状態になった原因にかかわらず、介護認定がおりれば、介護保険サービスを受けられます。（どんな病気や外傷でも利用できます）
・第二号被保険者（40 ～ 65 歳未満）
40 歳から 65 歳までの人は、16 種類の特定疾病の場合のみ介護保険を利用できます。それ以外の病気や事故で介護状態になったとしても、介護認定を受けることはできません。

被保険者は介護にかかった費用の一部を負担することで、様々な介護保険サービスを受けることができます。
（費用負担は原則１割　所得が一定以上の人は２割～３割負担）

■ 16種類の特定疾病

癌末期	治癒が困難な状態　余命6か月程度
関節リウマチ	身体中のあらゆる関節に炎症が起きる病気で、痛みやこわばりがみられる・筋肉の動きが低下する
筋萎縮性側索硬化症	運動神経細胞が障害されたために、筋肉が萎縮して筋力が低下する病気
後縦靭帯骨化症	後縦靭帯が骨化して肥大し硬くなり、脊髄の通りである脊柱管を圧迫することで知覚障害や運動障害が起きる病気
骨折を伴う骨粗しょう症	ちょっとした日常動作でも、骨折してしまう骨粗しょう症、背中が曲がるような骨の変形などがみられる
40〜65歳に起こる認知症	アルツハイマー型認知症・レビー小体型認知症・脳血管性認知症
パーキンソン症候群	筋肉のこわばり・震え・動作緩慢などがおこる パーキンソン病・進行性核上性麻痺・大脳皮質基底核変性症
脊髄小脳変性症	ろれつがまわらない、歩行のふらつき、手の震えなど 小脳が障害される病気で、末期には寝たきり状態になる
脊柱管狭窄症	脊柱にある脊柱管が狭くなり神経が圧迫される病気、 歩いているとだんだん足がしびれてくるが休むと治りやすい
早老症	20代から遺伝子の異常で白髪、毛髪の脱落、骨の萎縮血管の軟部組織の石灰化などが始まる
多系統萎縮症（MSA）	シャイ・ドレーガー症候群、線条体黒質変性症 オリーブ橋小脳萎縮症の3つに分けられる
糖尿病神経障害	糖尿病が原因で起こる合併症のこと 足のしびれや痛み、腎機能障害、視力の低下など
脳血管疾患	脳出血、脳梗塞、くも膜下出血などで、言語、記憶、注意情緒などの認知機能が障害される高次機能障害、通常の生活が継続できない
閉塞性動脈硬化症	足の動脈硬化が進んで血流が悪くなり、足のしびれや痛み、壊死が起こる状態
慢性閉塞性肺疾患	肺気腫、慢性気管支炎、気管支喘息などで咳痰や呼吸困難がある病気
変形性関節症	両足の股関節、膝関節が変形し、痛みを伴い活動に制限がある場合

■ 介護保険被保険者証

65歳以上の方は、65歳の誕生月の前の月に「介護保険被保険者証」が交付されます。一方、40歳～64歳の方は要支援や要介護に認定された方に交付されます。さらに、要介護認定を受けた方には「介護保険負担割合証」が発行されます。これには利用者負担割合が記載されていますので、介護サービスを利用する際には「介護保険被保険者証」と一緒に提出してください。

◆ 要介護認定を受けるには申請が必要です。

私たちは健康保険証さえ持っていればどこでも診察を受けることができますが、健康保険証と異なり介護保険証を持参しても介護サービスを受けることはできません（ここが大きな違いです）。

最初に要介護状態にあるのかどうか、介護が必要ならどの段階（7段階）なのか認定してもらい、認定がおりて初めて介護保険が使えます。

■ 申請から判定までの流れ

確認項目
歩行、食事の介助
トイレの介助、
手足の麻痺など

申請	本人または家族が市区町村の窓口へ
↓	
調査	調査員が自宅訪問、 認定調査票に沿って聞き取り調査
↓	
判定	認定調査票を基にコンピューター判定 市区町村の介護認定審査会で判定 （主治医の意見書を参考）
↓	
通知	申請から30日以内に判定結果

いいケアマネージャーを
選びましょう

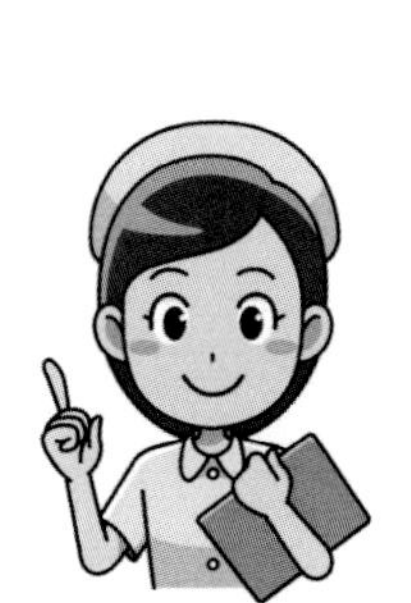

■ 公的介護保険の支給限度額

要介護度		支給限度額	身体の状態
要介護	5	362,170円	最重度の介護を必要とする状態 食事や排せつが一人でできない、 介護なしでは日常生活を営むことがほぼ不可能
	4	309,380円	重度の介護を必要とする状態 食事にときどき介助が必要、 排せつ、入浴、衣服の着脱には全面的な介助が必要
	3	270,480円	中等度の介護を必要とする状態 食事、排せつに一部介助が必要 立ち上がりや片足立ちでの立位保持が一人でできない
	2	197,050円	軽度の介護を必要とする状態 食事、排せつに何らかの介助を必要、 日常生活で部分的な介護が必要となる状態
	1	167,650円	生活の一部について部分的に介護を必要とする状態 食事や排せつなどはほとんど一人でできるが、 ときどき介助が必要なことがある ＊理解の低下がみられる場合（要介護1） ＊リハビリで改善の余地がある場合（要支援2）
要支援	2	105,310円	
	1	50,320円	要介護状態とは認められないが、 社会的支援を必要とする状態 食事、排せつは自分でできるが入浴や掃除など、 日常生活の一部に見守りや手助けが必要な時がある

（2019年10月～）

＊要支援２と要介護１の心身の状態は同じですが、認知の低下度や状態の安定度によって要支援か要介護に判定が分かれます。

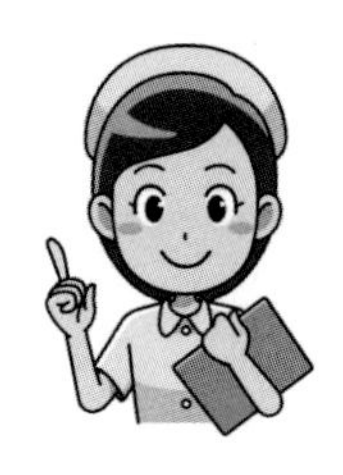

判定に不満がある場合…
都道府県ごとに設置されている
「介護保険審査会」に不服申し立てができます。

■ 介護認定後、介護サービスを受けるまでの流れ

◆ 要支援１・２の人の場合

地域包括支援センターに申し込み、スタッフと相談してケアプランを作成してもらいましょう。プランの内容でよければ本人・家族が同意の上で契約をして本格的な「介護予防サービス」が開始されます。

1か月あたりの介護保険サービスの目安

要介護度	支給限度額	限度額内で受けられるサービスの目安
要支援1	50,320円	*デイサービス　週1回 *ホームヘルプ　週1回 短期入所（ショートステイ）　月2回
要支援2	105,310円	*デイサービス　週2回 *ホームヘルプ　週1回 ショートステイ　月2回　福祉用具貸与：杖（つえ）

*要支援の人のデイサービスとホームヘルプは、市町村が運営する「介護予防生活支援サービス事業」として実施されていて、介護保険対象外となります。

◆ 支給限度基準額

介護サービスを利用した費用は各自が自己負担額を支払いますが、サービスの利用の上限が決められています。要支援2の人であれば月105,310円です。

支給限度額の　1割負担の人は、10,531円
　　　　　　　2割負担の人は、21,062円
　　　　　　　3割負担の人は、31,593円
（これが利用者の負担する金額）

★ 主な介護サービス

・デイサービス（通所介護）
　デイサービスセンターに通い、食事や入浴などの日常生活上の介護や日常動作訓練、レクリエーションなどのサービスを受けること
・ホームヘルプ（訪問介護）
　ホームヘルパーが自宅を訪問して、食事や入浴、排せつの介助などの身体介護、炊事、洗濯、掃除などの日常生活の手助けをしてくれます。
・ショートステイ（短期入所生活介護）
　特別養護老人ホームなどの福祉系施設に短期間（連続30日まで）入所し、食事や入浴などの介護を受けること

◆ 要介護１～５の人の場合

１、在宅介護を希望する場合
　居宅介護支援事業所に申し込み、ケアマネージャー（介護支援専門員）と相談してケアプランを作成します。

２．施設介護を希望する場合
　入所施設を選択して申し込み、受け入れ先が決まればその施設のケアマネージャーにケアプランを作成してもらいます。ケアプランが決まれば、本人と家族が同意のうえで契約をします。

在宅介護の場合１か月あたりの介護保険サービスの目安

要介護度	支給限度基準額	限度内で受けられるサービスの目安
5	362,170 円	・訪問介護（生活援助・身体）週７回 ・訪問看護　週２回・ショートステイ　月２回 ・貸与…介護用ベッド・車椅子・エアマット
4	309,380 円	・訪問介護（生活援助・身体）週５回 ・通所リハビリ　週１回・訪問看護　週２回 ・ショートステイ月３回・貸与ベッド・車椅子
3	270,480 円	・訪問介護（生活援助・身体）週３回 ・通所介護　週２回　・訪問看護　週１回 ・ショートステイ月２回・貸与　介護ベッド
2	197,050 円	・訪問介護　生活援助週２回・身体週３回 ・通所介護　週２回　・ショートステイ月２回 ・貸与…歩行器
1	167,650 円	・訪問介護生活援助週３回・身体　週２回 ・ショートステイ　月２回 ・通所リハビリ　週２回・貸与：杖（つえ）

（2019 年 10 月～）

（例）～要介護３限度額いっぱいの 270,480 円を利用した場合～
　利用者は、負担割合が１割の人は 27,048 円、２割の人は 54,096 円、３割の人は 81,144 円で上記のサービスが受けられます。ただし、ショートステイをした場合などにかかる食費や滞在費は自己負担となります。さらに上記以上サービスを追加依頼した場合、超えた分はすべて自己負担となります。

■ 介護保険料について

◆ 介護保険料の増加は負担が大

2000年に導入された介護保険ですが、介護保険を利用する高齢者が爆発的に増加し、介護保険料が当初の約2倍まで膨れ上がっています。そのため、スタート時は介護保険の利用時自己負担は原則1割でしたが、一定以上の所得がある人については2割、現役並みの所得がある人は3割負担となっています。

★ 所得に応じて負担割合は3段階に分かれます。

介護負担割合	年金とその他の所得 単　　身	年金とその他の所得 夫婦世帯
3割	340万円以上	463万円以上
2割	280万～340万円未満	346万円以上
1割	280万円未満	346万円未満

◆ 収入：年金とその他の合計所得金額から自己負担割合を確認しましょう。

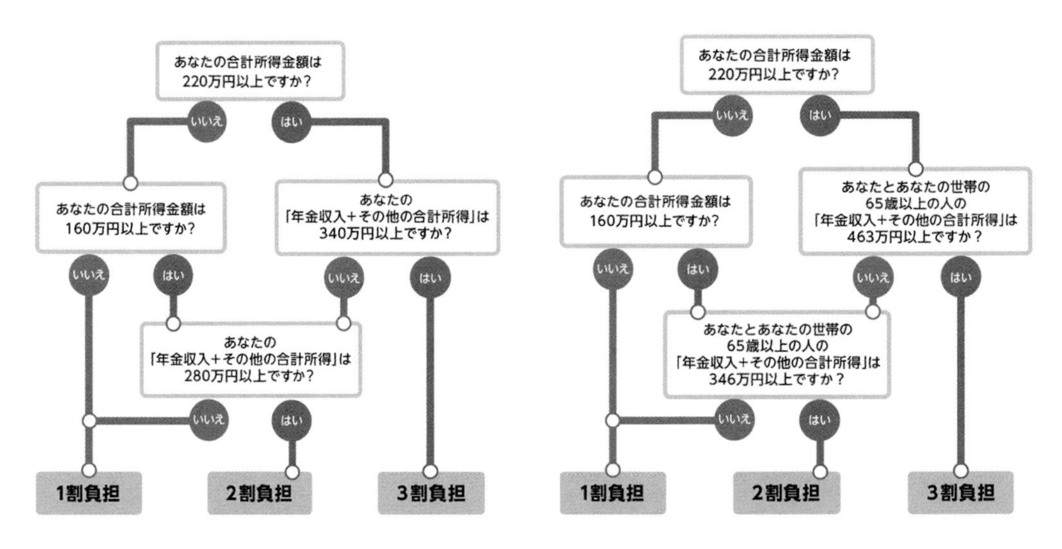

★ 介護保険の第2号被保険者（40歳から64歳まで）の方、市区町村民税非税の方、生活保護受給者の方たちは、介護保険の負担割合は1割です。

■ 介護保険で入所できる介護施設とは

入居時に一時金の必要がなく、民間の有料老人ホームに比べて毎月の費用もある程度抑えられます。

施設	サービスの内容と費用の目安	
	サービス内容	月額総費用＊
特別養護老人ホーム（特養＊）	要介護３以上の人、認知症や寝たきりの人、在宅生活が困難な人が入所する施設、日常生活の上の介護、リハビリを受けられる。	10万円～16万円
グループホーム（認知症対応型共同生活介護）	要支援２の方から入所可能。 ５～９人ほどのグループに分かれて認知症の人たちが共同生活を送る施設。部屋は個室、居間・台所・風呂などは共用。	15万円～30万円
介護老人保健施設（老　健）	ある程度病状が安定している要介護者が入所して在宅復帰できるよう、リハビリを中心とした介護サービスを受けられる。	10万円～15万円（４人部屋）
介護医療院	介護療養型医療施設相当のサービスと介護老人保健施設担当以上のサービスを提供する施設の２種類がある。	８万円～17万円
介護療養型医療施設	急性期の治療後、長期の療養のために入所する施設。医学的なケアと機能回復訓練が主であるが、今後廃止予定。	９万円～17万円（４人部屋）

＊特養老人ホーム…要介護３以上の方しか入所ができない上、亡くなるまでホームから退所させられることはありません。入所希望者が多く常に待機者が順番を待っている状態です。入居は介護度が高い人が優先されます。

＊月額総費用

施設サービス費の自己負担、居住費、食費、日常生活費などの合算費用ですが、あくまで目安なので施設や介護度により大きく金額が変わる場合があります。

詳しくご確認ください。

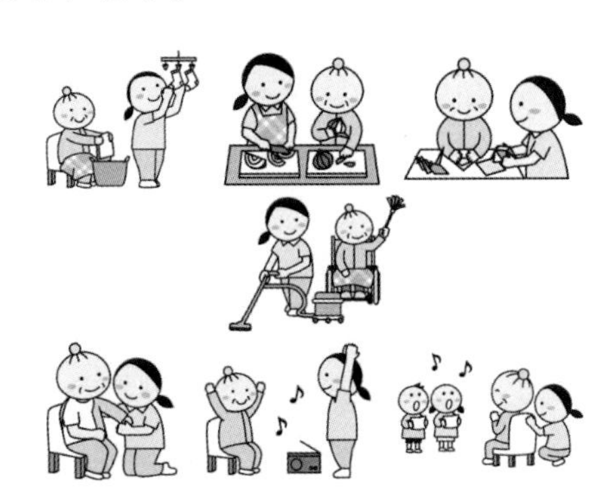

◆ 高額介護サービス費制度

・「高額介護サービス費」は要介護１～５の認定を受けている人
・「高額介護予防サービス費」は要支援１～２の認定を受けている人
介護保険サービスを利用している人が対象になります。介護保険サービスに対して支払った１カ月ごとの自己負担額が、決められた上限を超えると支給を受けることができる制度です。

同一世帯の自己負担額については合算することができます（世帯）。

所得区分	一ヶ月の負担上限
住民税課税	現役並み所得者　44,400 円（世帯） 原則　37,200 円（世帯）
低所得者（住民税非課税）	24,600 円（世帯）
年金収入 80 万円以下	15,000 円（個人）
生活保護受給者	15,000 円（個人）

（2020 年度）

◆ 高額介護サービス費の対象とならないサービス

・要介護度ごとに決められた利用限度額を超えた自己負担分
・福祉用具購入費
・住宅改修費の１割負担
・ショートステイなどの入所の食費や居住費（滞在費）
・差額ベッド代、日常生活費など

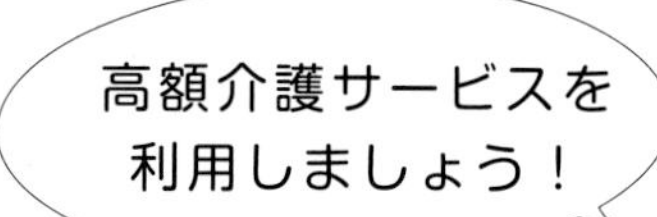

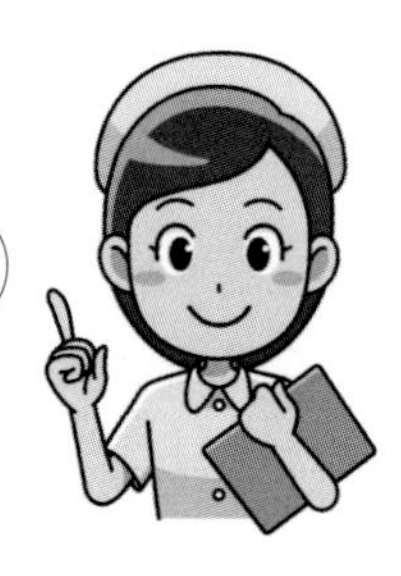

◆ 高額介護サービス費の申請方法

高額介護サービス費の対象となるサービスを始めて受けてから約３カ月後、市区町村から高額介護サービス費の申請書が届きます。この申請書を提出して、銀行口座を登録してください。以後は利用実績に合わせて自動的に給付されます。毎月申請する必要はなく、申請手続きは１回だけで大丈夫です。
（問い合わせ先　市区町村の高齢福祉課）

★ミニコラム

介護時の注意点

介護をする際に気を付けることは、お金の出どころと管理です。

実際の事例ですが、姉と妹の二人が母親を介護して見送った後のトラブルです。訴訟に発展していて、お互いに弁護士さんを立てて争っています。姉には家族がいて母親とは別居しており、独身の妹さんがお母さんと同居して最期までお母さんの面倒をみていました。

妹さんはお母さんが病気（癌）になるまで会社勤めをしていましたが、介護の為に離職しました。その後、お母さんの介護はほとんど妹さんがしていました。お母さんの病院への付き添い、医療費の支払い、日常の生活費、すべてをお母さんの貯金や年金から出していました。お母さんは次女にお金の管理や支払いなどすべてを任せていたのです。

ところがお母さんが亡くなった後、遺産相続の話し合いの時に、姉から「お母さんの預貯金の不正使い込み」を指摘され、妹さんに使い込んだお金を返せと訴えてきたのです。

この場合は介護離職した妹さんにとってみれば、自分は収入がない上にお母さんの面倒をみていたため、当然お母さんの預貯金を使って生活することは当たり前と思っていました。全く「介護の記録」や「様々な領収書」などを取っていませんでした。

ここが、まずかった点です。お母さんは癌治療の為かなりのお金を使っていたのですが、姉としては「お母さんの相続財産はもっと沢山あったはず。こんなに減っているのは妹が勝手に使い込んだせいだ。」と。

このようなトラブルは起きやすいです。妹さんにしてみれば、「すべてお母さんのために使ったのに、なんと理不尽な！！」ということですが、こうしたトラブルを避けるために必ずやらなくてはいけないことはがあります。それは、お金の使途をしっかりと説明でき、その裏付けをできる「金銭出納帳」をつけること、さらにレシートなどをすべて保管するということです。

■ 要介護状態になった際にかかる初期の費用

車いす	電動式　30～50万円 自走式　4～15万円
介護ベッド	15～50万円（機能により金額はかなり異なります）
階段昇降機	50万円～（いす式直線階段用）
手すり	1万円～（階段・廊下・浴室など）
ポータブルトイレ	10～25万円（シャワー式）

◆ 介護保険で利用可能な福祉用具

レンタル	介護ベッド・介護ベッドの付属品・体位変換器・床ずれ防止用具･車いす（要介護2以上の人）･車いすの付属品（クッションなど）･歩行器･歩行補助杖･移動用リフト（要介護2以上）･スロープ・てすり（取り付け工事を伴わないもの）・センサー（外出を検知するもの）自動排せつ処理装置など
販売	ポータブルトイレ・簡易浴槽・浴槽内の椅子・自動排せつ処理装置の部品・移動用リフトのつり具部分など

平均レンタル価格　（1か月あたり）利用者負担

介護ベッド	8,550円
車いす	6,350円
歩行器	2,882円
てすり	2,878円
スロープ	2,841円

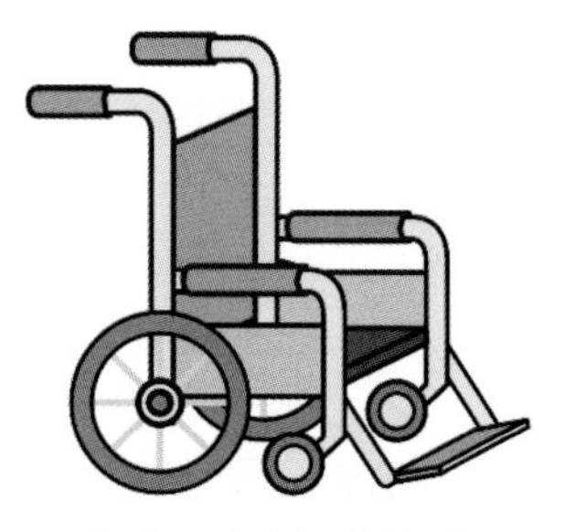

出典　厚生労働省

福祉用具のレンタルは介護保険の居住サービスのひとつ。
レンタル費用の1割（所得の高い人は2割）の自己負担で利用できます。

◆ 福祉用具を選ぶときの注意点

・同じ商品でも事業者で価格が異なります。（よく調べてください）
・試すことができれば必ず試してください。合わないこともあります。
・介護をする家族にとって負担なく使えるか。（介助者の使い勝手もポイント）
・身体の状態や体格に合っているかどうか
・住まいの環境に合って使いやすいこと

介護用品はレンタルできるものが多いのですが、「他人が使用したのは嫌」という人は介護用品を購入できます。最初に全額を支払い、その後申請書や領収書を市町村に提出すると金額の８～９割が還付されます。

福祉用具に関する情報に関して

テクノエイド協会 (公益財団法人)	福祉用具ごとの平均価格などを確認できる http://www.techno-aids.or.jp/
厚生労働省 介護事業所 生活関連情報検索	レンタル事業所などを検索できる http://www.kaigokensaku.mhlw.go.jp/
全国福祉用具専門相談員協会	地域などから福祉用具専門相談員を検索できる http://www.zfssk.com/

◆ 介護保険利用で家をリフォームする流れ

家の住宅改修（リフォーム）は介護保険の支給対象になります。

1．要介護認定を受けます。
2．ケアマネージャーに相談します。
　(勝手にリフォームして後から申請しても認められません。)
3．業者を選定して、見積もりをとってください。
4．申請書（住宅改修が必要な理由書）・見積書などの書類を市区町村に提出。
5．リフォーム工事
6．リフォーム工事後の書類（領収書・工事費内訳書など）を提出します。
7．介護保険の支給が決定します。

★ 介護保険からの支給

限度額は18万円です（工事費20万円　自己負担１割の場合）。現在の介護の必要度が３段階以上上昇した場合（例えば、要支援２が要介護３へ）や転居した場合、再度利用できます。

◆ 介護リフォーム　対象となる改修

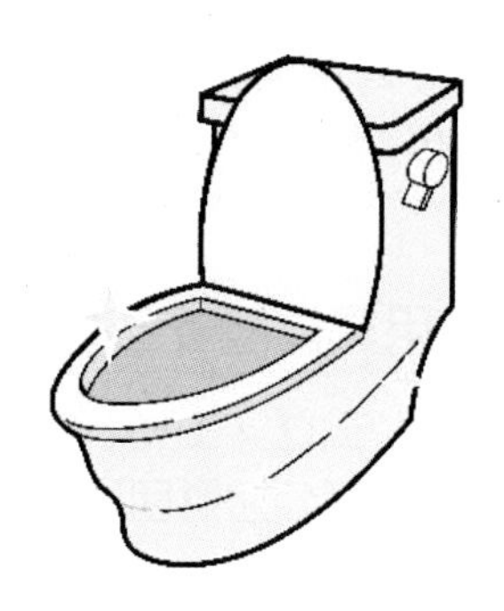

・和式便器を洋式便器へ
・手すりの取り付け（玄関・トイレ・浴室など）
・段差の解消（バリアフリーへ）
・床板の変更（滑り防止や、スムーズな移動のために）
・玄関先にスロープの設置（車いす対応）
・引き戸への取り換え

室内や外出への移動を楽にするためにリフォームを組み合わせましょう。
これは要介護の高齢者の自立支援につながります。

ポイント…リフォーム業者の言いなりで工事をしないようにしましょう。
　　　　　改修の優先順位を事前に決めておくことが大切です。

★ミニコラム

介護保険料に関して

65歳以上の方の介護保険料の納め方と社会保険料控除（介護保険料は社会保険料控除の対象）のための必要書類

◆特別徴収
　年金が年額18万円以上の方は、年金から介護保険料が差し引かれます。年金の支払い月に年6回に分けて差し引かれます。
　毎年1月中旬頃、「公的年金等の源泉徴収票」が届きますので、確定申告の際にご提出ください。

◆普通徴収
　年金が年額18万円未満の方は「納付書」で各自納めます。「口座振替」の手続きも可能です。毎年1月下旬ごろ、「介護保険料納付額確認書」が届きますので、確定申告の際にご提出ください。

◆介護保険料を納めないとどうなる？
　介護保険料の滞納が1年以上続くと、利用した介護サービス費は全額自己負担になり、さらに高額介護サービス費の支給も受けられなくなります。また滞納処分（差し押さえ）の対象になることもあるので、生活困難な方で介護保険料の減額が必要な場合、介護保険課にお問い合わせください。

■ 世帯分離　同居の親の社会保険料を抑えることができる裏技

皆様は「世帯分離」をご存じですか？
親の社会保険料の費用を抑えられる「世帯分離」、既に始めている方はいます。

世帯分離とは住民票に登録されている一つの世帯を、二つ以上の世帯に分けることです。親と同居している夫婦が、親だけの世帯と夫婦だけの世帯に分けるということです。それぞれの世帯主が独立して家計を営んでいるということが条件となりますが、市区町村の窓口で簡単に手続きできます。

あくまで住民票上の世帯を分けるだけです。住民票上の世帯というのは、「居住及び生計を共にする集まり」を指すので、生計が別であれば、同居していても世帯分離が可能です。

◆ 世帯分離のメリット

親の年収が少なく（国民年金のみで年収70万円）、同居の家族の年収が高い場合などはメリットが大きくなります。なぜなら親の社会保険料は、家族全体の総所得にかかってくるからです。そのため親と同居の家族を分けてしまうことにより親の社会保険料が安くなります。

1．後期高齢者医療保険料が下がる

　75歳以上が負担する後期高齢者の保険料は「所得割」と「均等割」で決まりますが、家族と同じ世帯だと家族の所得が合算されるため高くなります。そこで、世帯分離して親の所得のみにすれば、かなり安くなる可能性が大です。

2．高額療養費が下がる

　高額療養費に関しても所得に応じて医療費の負担が生じるため、世帯分離することにより下がります。

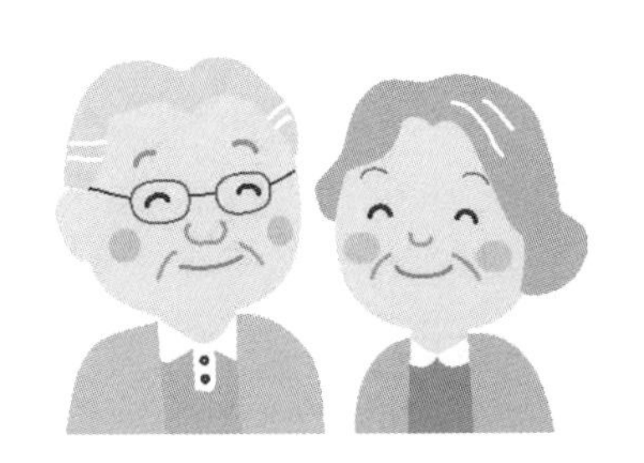

同居をしていても
世帯を分けるだけ！！

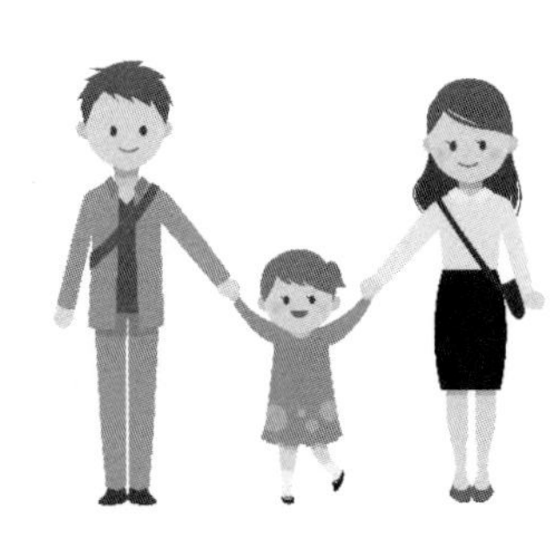

3．介護保険料が下がる

　65歳以上の人の介護保険料は年金から引き落とされますが、世帯分離で課税される総所得が減れば介護保険料が安くなります。

4．高額介護サービスが安くなる

　介護サービスを利用するとき、費用の一部は利用者が自己負担（所得により1割～3割）しますが、この負担額が一定の限度額を超えると、申請で払い戻し可能です。これを高額介護サービスといいます。

5.入院や入所をした場合の食費居住費が下がる

◆ 具体的な額を算出してみると…

B氏（50歳）年収　800万円、 妻　専業主婦

母（75歳）と同居　　（母の年金収入　75万）

	介護保険料	老健入居の場合（居住費・食費）	介護サービス自己負担限度額
同世帯の場合	年約40,000円	月額10万円	月額40,000円弱
世帯分離した場合	年約20,400円	月額27,000円	月額15,000円

◆ 世帯分離のデメリット

1．委任状

　住民票を取得する際に親の世帯分離をしていると、親に委任状を書いてもらう必要があります。同世帯の場合、委任状は必要ありません。

2．家の中に2人以上介護を必要とする人がいる場合には割高になる場合も。

　高額介護サービス費は同世帯だと合算が可能ですが、世帯分離をしていると合算できません。割高になる可能性があります。

世帯分離は知って得する家計の裏技です。
親と同居なさっている場合は
ご検討ください！

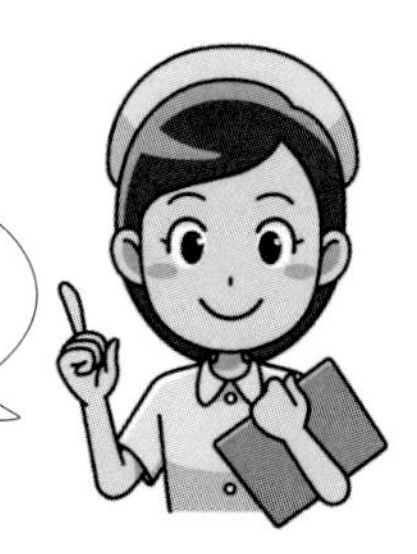

★ミニコラム

世帯分離

最近、独身の方が非常に増えていると感じています。独身の方で親御さんと同居している場合気を付けないといけないことがあります。それは、親と世帯が一緒か、それとも世帯を分けて（世帯分離）いるかということです。

親と子供（社会人）が同世帯か世帯を分けているかによって親の社会保険料が大きく変わります。親御さんたちは年金世代の方がほとんどだと思います。「年金」は２か月に一度振り込まれる際に税金（所得税・住民税）と社会保険料（介護保険料・国民健康保険料か後期高齢者医療保険料）がしっかり天引きされてから振り込まれます。医療保険料は、75 歳未満なら「国民健康保険料」、75 歳以上なら「後期高齢者医療保険料」が引かれます。つまり、年金からは４つもの税や保険料が引かれた上で、やっと手元に届いているのです。「介護保険料」「国民健康保険料」「高額療養費」などは「世帯収入」が関係してきます。

同居していても世帯を「同世帯」とするか「世帯分離」をするかで親の負担が大きく変わるのです。同世帯の場合、親の社会保険料は若者世帯の年収もすべて入るため、高い社会保険料を取られています。
ときどき「税制上の扶養控除を受けたいから親と同じ世帯です。」という方がいらっしゃいますが、扶養にしていてもいなくても関係ありません。所得税や住民税の「扶養控除」や健康保険の「被扶養者」の条件は、原則「生計を一にする親族であること」なのです。必ずしも「住民票」で同じ世帯でなくても構いません。

今後、日本は人生 100 年時代に突入すると言われていますので、高齢の親たちの社会保険料が少しでも安くなると、長い人生である程度負担が減ります。ご相談者が「独身で親と同居をしています」とおっしゃる際、私はこの「世帯分離」について伺い、世帯分離をしていない方にはこの内容をお伝えしています。
皆さまの中にも親御さんと同居の方がいましたら、是非ご確認下さい。

■ 介護離職をしないために事前に備えましょう！

介護に直面しても困らないように「備え」が大切

1、親が元気なうちから知識の習得をしましょう。まずは「公的介護保険制度」について知ることからです。介護は一人で抱え込んでどうにかなるものではありません。介護離職をしないためにも、介護はプロにお願いするなど、準備が必要です。自分で介護をしすぎないことです。

2、親が住んでいる地域の「地域包括支援センター」で事前にどのような公的サービスを受けられるかを調べましょう。

3、親子で将来の「介護」について話し合っておくことが大切です。「延命」についての親の気持ちを聞いておきましょう。

◆ 地域包括支援センターは、医療と介護の相談窓口

地域包括支援センターの生活支援の内容

総合相談支援業務	介護、健康面など生活全般の相談を受け付けます。 それについて情報提供やサービスの紹介をしてくれます。
権利擁護業務	虐待の早期発見、消費者被害の未然防止、成年後見制度の紹介など、高齢者の権利を守る取り組みをします。
介護予防ケアマネジメント	将来介護が必要になりそうな人が自立して生活できるよう、介護予防を支援します。
包括的・継続的マネジメント	高齢者が住み慣れた地域で暮らし続けることができるよう、様々な機関と連携して見守ります。

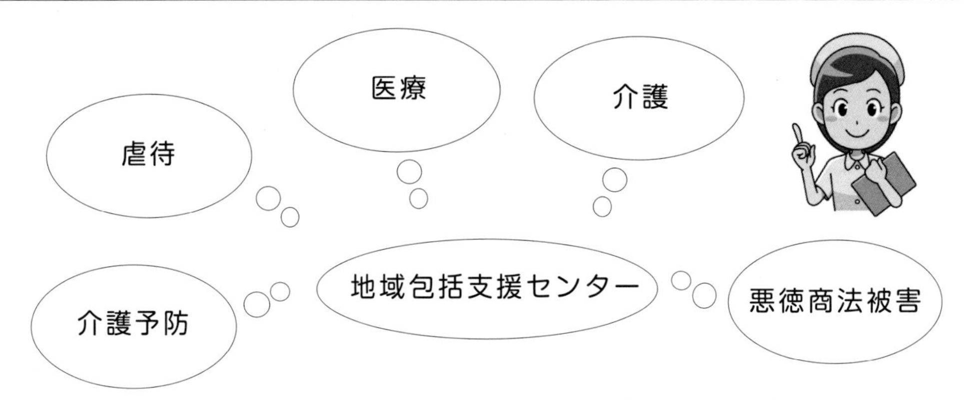

保健師・社会福祉士・ケアマネージャーなどが
無料で医療、福祉、介護の相談に乗ってくれます。

■ 介護支援制度

介護離職を防ぐために介護支援制度があります。勤務先に申し出てください。

介護休業	仕事と介護を両立させるために仕事を休める制度	要介護状態＊１にある対象家族＊２一人につき通算93日まで３回を限度として分割取得が可能です。
介護休暇	家族の介護、その他お世話する必要がある日に、仕事を休める制度	要介護状態にある対象家族＊２を介護世話する際、年５日まで一日または半日単位で取得できます。

＊１　要介護状態とは公的介護保険の要介護２以上、もしくは要介護認定を受けていなくても、２週間以上の期間にわたり常時介護を必要とする状態

＊２　対象家族とは、配偶者・父母・子・祖父母・兄弟姉妹・孫・配偶者の父母

◆ 介護休業

取得の仕方の例）トータル　93日間（年間）

1回目 50日取得
仕事
2回目 25日取得
仕事
3回目 18日取得

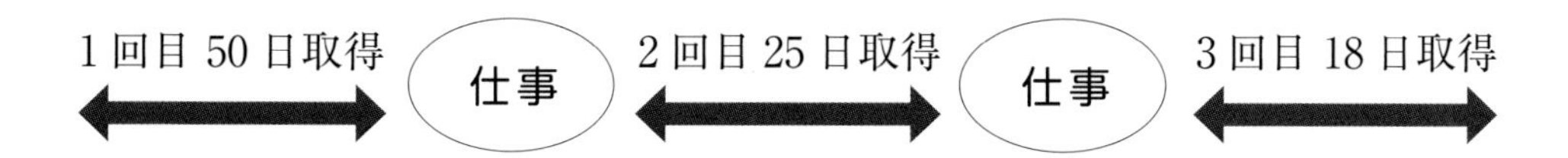

★ 介護休業給付金　（雇用保険・通常勤務先が手続き）

雇用保険の被保険者が介護休業を取得した際、生活を支援するための給付金です。

非課税

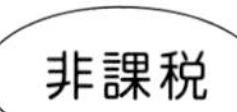

・介護休業開始日から１か月ごとに（１回の給付上限は最長３か月）
　休業開始時賃金日額×67％

◆ 介護が終了するまでの労働制限

その他の制度は、勤務先に申し出てください。(企業ごとに内容は異なる)

・所定外労働の制限（残業免除）……残業を免除することができる
・時間外労働の制限…１か月24時間１年150時間を超える時間外労働を制限
・深夜業の制限………午後10時～午前５時までの労働を制限できる
・所定労働時間短縮などの措置
　短時間勤務制度・フレックス制度・時差出勤の制度・介護費用の助成措置

★ミニコラム

介護用語をより分かりやすく

介護職員が日ごろ使用する専門用語の意味が分からないと、家族は戸惑うため、やさしく言い換えた本が出版されています。

「臥床時、三角クッションを左側にプラスすれば、仰臥位もしくは軽い右側臥位の状態で過ごした」… これは某特養老人ホームの介護日誌の記録ですが、家族にはとても分かりにくいはずです。
上記の意味は、「入居者が横になった状態の時に、介護職員が三角形のクッションを左側にあてると、あおむけの姿勢、または体の右側を下にした姿勢になった」という内容です。
今後日本でも増加する、介護士を希望する海外からの外国人にとっても難解な言葉ですから、かみ砕いた言葉を使うようにしていきたいですね。

嚥下（えんげ）する	のみ込む
臥床（がしょう）	横になること
臥位（がい）	寝ている姿勢のこと
体変（たいへん）	寝返り介助
傾眠（けいみん）	うとうとすること
入禁（にゅうきん）	入浴中止
摘便（てきべん）	便を指で出すこと
盗食（とうしょく）	他人の食事を食べること
嘔気（おうき）	吐き気
円背（えんぱい）	背中が曲がること

出典　やさしく言いかえよう介護の言葉

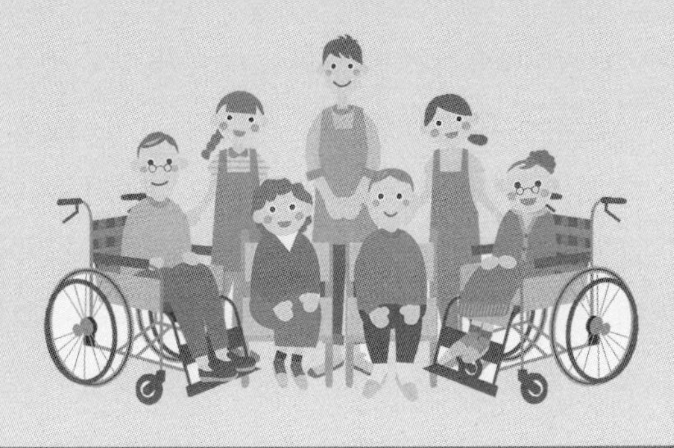

第８章　より良いエンディングのために

人生には必ず終わりがありますが、自分の人生の最期を自分らしく過ごし、納得のいく最期を迎えようという考えが注目されています。尊厳ある死を視野に入れ、最期までよりよく生きることが、死の質を高めることにつながります。

どこでどう生き、どう逝きたいか、「死の質・QOD　Quality of Death」救命延命中心だった医療が、本人の意思を尊重し、人生の最期を自分らしく選択できる時代へ変わりつつあります。あなたはご自身の延命や緩和ケア、尊厳死について明確にご家族に伝えていますか？

「医療の基本」とは、
本人の意思に沿う
ことである

■ 痛みを緩和するために

病院の中で痛みについて相談をしたいとき

医師・看護師・薬剤師など	主治医・病棟や外来の看護師、薬剤師に相談をしよう
緩和ケアチーム 緩和ケア外来	医師や看護師の中でも痛み治療の専門家で結成されているチームに相談しよう
ペインクリニック	薬以外の方法（放射線治療・神経ブロックなど）で痛みの治療を行う専門の医師に診てもらう

がんやがんによる痛みについて病院外で相談ができる人や窓口

がん相談支援センター	全国約４００のがん診療連携拠点病院内にある相談窓口 http://hospdb.ganjoho.jp/kyoten/
国立がん研究センター がん情報サービス	近くのがん相談支援センターやがんの情報について電話で案内を受けられる相談窓口 Tel　0570-02-3410 https://ganjoho.jp/public/index.html
がん相談ホットライン	日本対がん協会による相談窓口 Tel　03 − 3541 − 7830

出典　がんの痛み治療ガイド

■ 延命措置

「延命措置」とは、回復の見込みがないと診断され、かつ死期が近づいているにもかかわらず、その患者さんに人工呼吸器や透析、胃瘻などにより生命を維持するための措置です。

ご本人が意識不明時、現状ではご家族や医師たちの判断で治療が決められますが、事前に「事前指示書」を用意しておけば、最期まで本人の価値観を尊重した治療が可能になります。本人の意思が確認できないゆえに、家族が苦悩し決断を迫られ、本人が不本意な人工呼吸器や胃瘻を受ける可能性もあるのです。

あくまで自分の最期を考えて準備ができるので、安心して今を生きることができます。家族全員で、「事前指示書」について話し合い、お互いの考えや希望をきちんと把握しておいてください。

病院側も「事前指示書」の必要性を感じていますが、書面作成は国民の１割にも満たないのが現実です。終末期の医療には明確なルールがないため、医師が一度装着した人工呼吸器を外せば、殺人罪に問われる可能性があります。

「事前指示書」があれば、患者や家族の思いを尊重し、医療サイドは一刻を争う場面でも判断しやすくなるはずです。

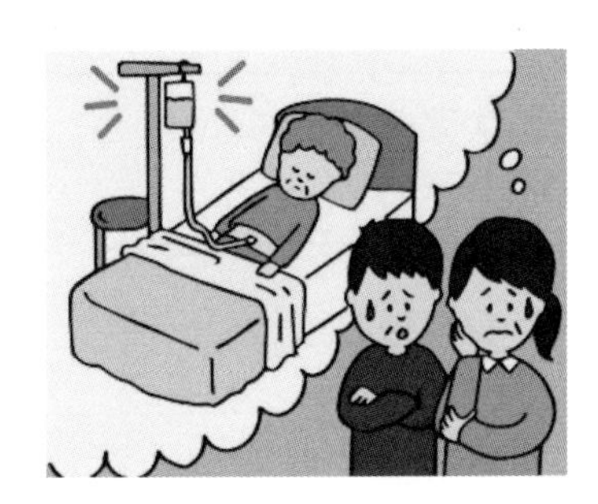

◆ Living Will

自ら尊厳死を望むなら「Living Will リビング・ウィル」を書きましょう。

ご自身が意識不明の状態になった際（悪性腫瘍、認知症、脳血管障害、事故など）、意識や判断能力の回復が見込めないとき、あなたは延命治療を望みますか。

★ 某都内の病院の　リビング・ウィル

下記の４つのうちでご自身の考え方に最も近いものに○をつけよう。

- 人工呼吸器、心臓マッサージなど最大限の治療をしてほしい
- 人工呼吸器は希望しないが、高カロリー輸液や胃瘻は希望する
- 継続的な栄養補給は希望しないが、水分補給だけはしてほしい
- 何もせず、自然に最期を迎えたい

★ミニコラム

医学用語の解説

・**人工呼吸器**…自力で呼吸ができないときに使用する機械。人工呼吸器を使用するときは、管を口から気管まで挿入しなくてはなりません。一度人工呼吸器を開始すると、呼吸状態が改善するまで呼吸器をはずすことは困難です。

・**心臓マッサージ**…心肺蘇生のひとつの方法で、胸部の圧迫を繰り返す方法。心肺蘇生法とは、心筋梗塞、喘息、脳卒中などにより、心臓・呼吸が停止した際に、心臓・呼吸の活動再開を目的に行う処置のことです。

・**胃瘻**（いろう）…体外から直接、胃に水分・栄養を入れるために皮膚と胃に通した穴のこと。胃瘻を使った経管栄養により、長期間の十分な水分・栄養補給が可能になりました。

・**高カロリー輸液**（ゆえき）…普通の点滴の静脈より大きい静脈を使い、十分な栄養水分を補給して、長期間生きることを可能にする点滴治療。

・**栄養補給と水分補給**…高カロリー輸液や経管栄養により、口から食べなくても、時には年単位で生きることがあります。栄養補給なしで水分補給だけなら、約数週間、水分補給をしないと数日しか生きられません。

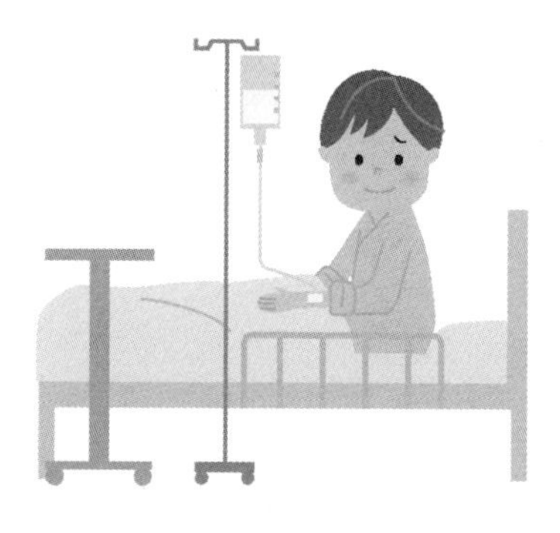

★ミニコラム

リビング・ウィルと事前指示書　アドバンス・ケア・プランニングの違い

・リビング・ウィル（Living Will）
　ある状況下において自分がして欲しい医療、あるいは、して欲しくない医療について述べる書類のこと

・事前指示書（Advance Directive）
　具合がさらに悪くなり、自分が思考能力も含め無能になった場合に備え、誰かに自分の医療につき決定する権利を委任しておく書類を、事前指示書といいます。1986年にアメリカ合衆国連邦政府の委員会が、各州で作っている終末期医療についての関連法律を統一するモデル法 (Uniform rights of terminal ill act) において、提示した法的書類です。事前指示書は、本人自らが自分の意思を直接表示している文書です。
　最近では認知症患者の激増により、代理人を決めておくことを含めた事前指示書のほうが広く使用されてきています。

・アドバンス・ケア・プランニング（ACP）
　命の終わりについて話し合いを始める…人生会議

　患者・家族・医療従事者の話し合いを通じて、患者さんの価値観を明らかにして、これからの治療・ケアの目標や選好を明確にするプロセス代理決定者とともに行うこと。（家族でなくてもいい）

　患者さんが病院に入院したり介護施設に入所するたびに、本人と医療ケアチームが話しあい、終末期の医療・ケアの方針を決めたり、自らの意思を伝えられなくなる場合に備えて、本人の意思を推定する者について、家族等の信頼できる者を前もって定め、文書にしておくものですが、当該の医療・介護施設のみに適用されます。自分自身の人生の最終章を自己決定するもので、ご本人の意思（自己決定権）が最優先されます。

■ 尊厳死

◆ 尊厳死とは

尊厳死とは、疾病によっては死にいたる過程を、様々な装置をつけたり栄養補給をしたりして、尊厳を持って迎える自然な死です。（人工的に引き延ばす過剰な医療は受けません）。尊厳死を求めることは、最終的には延命治療の中止を求めることです。延命治療を中止することは、積極的に死に向かわせる安楽死とは異なり、自然に死に向かうように治療を停止することです。「自然に」とはいえ、延命措置を停止することにより人の生命が失われることに変わりありません。

◆ 尊厳死が叶えられるとき

・患者が治癒不可能な病気に冒され、回復の見込みもなく死が避けられない末期状態にあること
・治療行為の中止を求める患者の意思表示が（治療の中止を行う時点で）存在すること

全ての人に必ず訪れる「死」に対して「受けたくない医療、治療」についてご家族と話し合いをするように勧めていただきたいと思います。この話し合いがないと、家族は医師に判断を仰ぎ、本人の希望に沿わない「延命治療」を受けてしまう可能性があります。「自分らしい生き方が最期までできるか」が最重要です。

★ミニコラム

望む最期

口から食べられなくなった終末期の高齢者は、栄養をどのように摂取するか問われています。中心静脈栄養（鎖骨の太い静脈から高カロリーの輸液を入れます）と末梢静脈栄養（腕や足の静脈から低カロリーの栄養を入れます）という栄養補給法は、終末期の寿命と「死に方」に直結します。

欧州で寝たきり老人が少ない理由は、「人間、食べられなくなったら終わり」という文化があるからです。中心静脈と末梢静脈（中心静脈より、末梢静脈のほうが栄養量は少なくなります）のどちらを選ぶかによって最期の時期が見通せますから、両方のメリットとデメリットを患者さんに詳しく話してください。体力以上の栄養を入れても体が吸収できません。栄養が多ければいいというものでもありません。

■ 尊厳死宣言書

日本尊厳死協会の「尊厳死の宣言書（リビング・ウィル）」

尊厳死宣言書

私○○○○は、私の傷病が不治であり、かつ自らの死期が迫っている場合に備えて、私の家族及び私の医療に携わっている方々に以下の要望を宣言します。

1　私の傷病が不治であり、既に死期が迫っていると、担当医を含む2名以上の医師により診断された場合には、人間としての尊厳を失うことなく、安らかな死を迎えることができるように、死期を延ばすためだけの延命措置は一切行わないでください。

2　苦痛を和らげるための処置は、最大限に施してください。そのために、麻薬などの副作用により死亡時期が早まったとしてもかまいません。

この宣言は、私の精神が健全な状態にあるときにしたものであります。したがって、私の精神が健全な状態にあるときに私自身が撤回しない限り、その効力が持続するものとします。また、この証書の作成に当たっては、あらかじめ私の家族である次の者の了解を得ております。

妻	○○○○	昭和	年	月	日生	印
長男	○○○○	平成	年	月	日生	印
長女	○○○○	平成	年	月	日生	印

私のこの宣言による要望を忠実に果して下さる方々に深く感謝申し上げます。そして、その方々が私の要望に従ってされた行為の一切の責任は、私自身にあります。警察、検察の関係者の皆様におかれましては、私の家族や医師が私の意思に沿った行動を執ったことにより、これらの方々に対する犯罪捜査や訴追の対象とすることのないよう特にお願いします。

××年○月△△日

○○　○○（○○年○月○○日生）　　印

自らの意思を
残す大切さ…

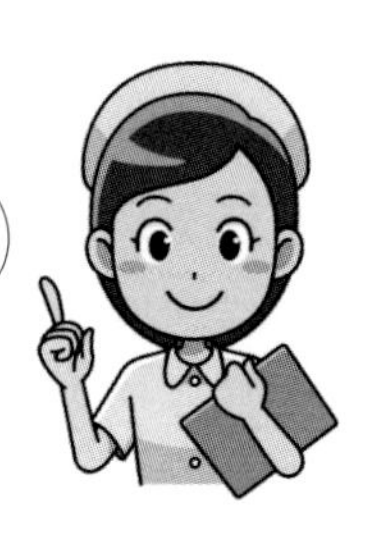

■ 望ましい死を迎えるために

～望ましい死を迎えるために～ 日本人に共通して重要なこと 1．身体的・心理的な苦痛がないこと 2．人として尊重されること 3．医療スタッフとの良好な関係があること 4．他者の負担にならないこと 5．落ち着いた環境で過ごすこと 6．家族との良好な関係 7．望んだ場所で過ごすこと

文献　Good death in cancer care

日本人の８割以上の人が「死」を迎えるために望むことは、「身体的・心理的な苦痛がないこと」「人として尊厳を持って死ぬこと」「家族や愛する人に囲まれて死ぬこと」などをあげています。人間が一番恐れていることは「死に際に一人ぼっちになってしまうこと」かもしれません。

◆ 高齢者が亡くなる３つのパターン

1．悪性疾患（癌）で、比較的早く亡くなるパターン
2．心臓や腎臓、肺の病気で入退院を繰り返すうちに弱っていくパターン
3．認知症や老衰で何年もかかって亡くなるパターン

どのパターンで亡くなるとしても、本人が「どこで最期を迎えたいのか」というと、約60%近い人が「自宅で迎えたい」と望みながら、80%の人は病院で亡くなります。

高齢者世帯や、一人暮らしの世帯が増加している上に、2025年には団塊の世代が皆さん75歳を超えます。

医療費や介護費はどんどん増え続けます。

国は本人が希望する「在宅看護」をいかに実現するかが今後の課題でしょう。

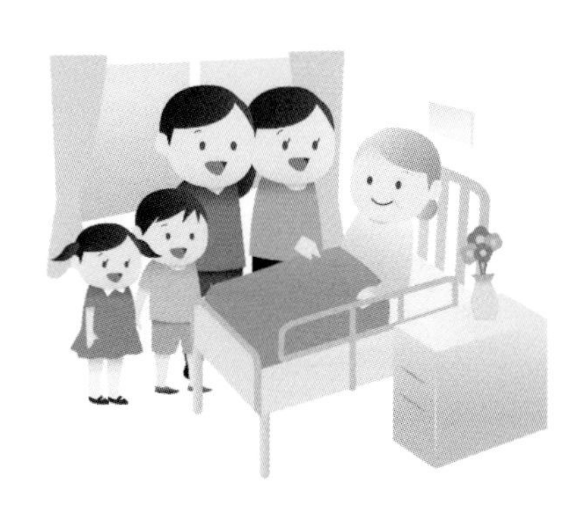

■ ドナーカード

臓器移植によってしか助からない患者さんを治療するためには、臓器を提供してくれる人がいないといけません。臓器を提供する人のことを「ドナー」といい、臓器をもらう人を「レシピエント」といいます。

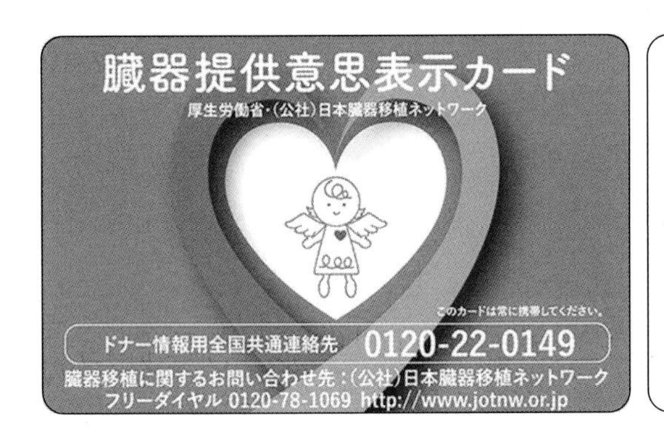

《 1. 2. 3. いずれかの番号を◯で囲んでください。》
1. 私は、脳死後及び心臓が停止した死後のいずれでも、移植の為に臓器を提供します。
2. 私は、心臓が停止した死後に限り、移植の為に臓器を提供します。
3. 私は、臓器を提供しません。
《1 又は 2 を選んだ方で、提供したくない臓器があれば、×をつけてください。》
【 心臓 ・ 肺 ・ 肝臓 ・ 腎臓 ・ 膵臓 ・ 小腸 ・ 眼球 】
〔特記欄：　　　　〕
署名年月日：　　年　　月　　日
本人署名(自筆)：
家族署名(自筆)：

脳死とは？

脳のすべての働きがなくなった状態です。どんなに治療しても回復することはなく、人工呼吸器などの助けがなければ心臓は停止します。植物状態は回復をする可能性がありますが、その状態とは全く別です。

移植待機者 14,000 人のうち、1 年間で移植を受けられる人はたったの 2% です。臓器移植で 1 人が救うことができる最大の人数は 11 人です。

・脳死後に提供できる臓器…心臓、肺、肝臓、腎臓、膵臓、小腸、眼球
・心臓が停止後に提供できる臓器…腎臓、膵臓、眼球

私たちは、いつ、臓器を提供する側になるか、臓器を受ける側になるかわかりません。どちらになっても一人一人が自分の意志を表示することはとても大切です。ぜひご自分の意思をご家族に伝えて、このカードもご持参ください。

私たちにできることは、
自分の意思をはっきりと
家族に伝えることです。

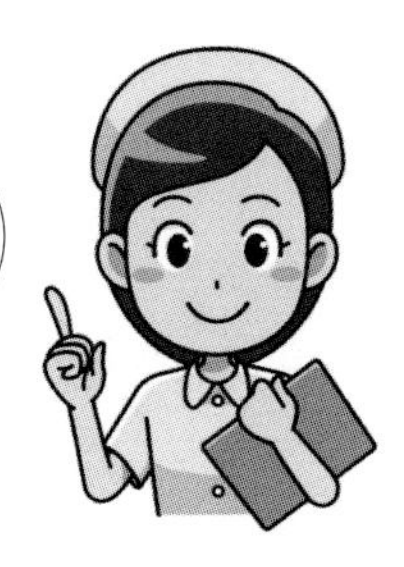

★ミニコラム

胃瘻（いろう）

先日、友人のAさんからこのような話を伺いました。Aさんのお母様は有料老人ホームに入居されていましたが、入居後まもなく倒れて意識が戻らない状態になりました。Aさんのお兄さんが「胃瘻」を依頼したため、その後6年間寝たきりで生き続けたそうです。亡くなるまでの間毎月30万円近くの高額な費用（入居費や治療費）がかかり、6年間で約2000万円強かかったそうです。このような高額な金額を払い続けられる方は稀です。（Aさんの場合ご母様の財産に余裕があったので、子供たちに支払いの上で迷惑は掛からなかったそうですが、こんなご家族ばかりではないはずです。）母親が意識不明で6年間も「胃瘻」で生き続けるとは、誰一人想像もしていなかったとおっしゃっていました。はたして6年間「意識不明」で生かされ続けたお母様は幸せだったのでしょうか。そのような日々をお母さまは願っていたでしょうか。

私は、既に家族に「無駄な延命治療は全て拒否します。」と伝えております。意識があれば自分の意思を伝えることは可能ですが、意識がない場合、様々な決断を医師から迫られたとしても「母は延命治療を一切望んでいませんでした。」と伝えて「事前指示書」を提示してもらえば、医師は患者さんの気持ちを尊重してくれるはずです。もちろん、きちんと「事前指示書」は準備しています。

病院で意識のない患者さんを前に、お子様たちが親の最後の治療を決めなくてはいけないということが、どれほど酷なことか。皆さまは医療従事者として、そのような場面に遭遇することは多いかもしれません。子供たちの間で治療方針が分かれたら、後々までトラブルのもとになります。
「どんな姿でも、意識が戻らなくてもいいから、胃瘻や人工呼吸器をしてください。」と頼んだ場合、胃瘻や人工呼吸器は後で簡単に取り外すことが出来ないという事実を、皆さまはご家族にお伝えください。

★ミニコラム

遺言書の必要性

日本は超高齢社会になってきていますが、全てにおいて「備え」が必要であるという意味では、自分の死後についても同じです。

つい先日、知人の女性Aさん（80歳）が突然亡くなりました。お友達と携帯電話でお話をしている最中に「背中が痛いので電話を切りますね」と告げた後に亡くなったらしく、夜家族が帰宅したときにはすでにお母さんは冷たくなっていたそうです。ご家族はあまりにも突然のお別れで非常に衝撃を受けていらっしゃいましたが、これは本当ならだれもが願う「ぴんぴんころり」かもしれません・・・亡くなる直前まで元気でお友達と電話でお話をしていて、電話を切った直後に亡くなるなんて、まさにある意味、理想に近い逝き方かもしれません。

誰しもが「ぴんぴんころり」が理想かもしれません。ただし、後悔しない潔い結末を迎えるためには、ある程度、年齢を重ねたころから「公正証書」などで「遺言」を残しておくことは「自分が亡くなった後、家族が争わないための備え」になると思います。もしくは、効力はありませんが「エンディングノート」などに自分の希望や願いを書き記しておくことは不可欠だと感じます。この女性はとてもお元気だったため、「遺言」「公正証書」など何も準備しておらず、3人の子供たちが遺産相続でもめました。今の世の中、財産の有無に関わらず、「相続」でもめている子供世代がいかに多いことでしょうか。そして争った後は、必ずと言っていいほど絶縁状態です。悲しいことです。

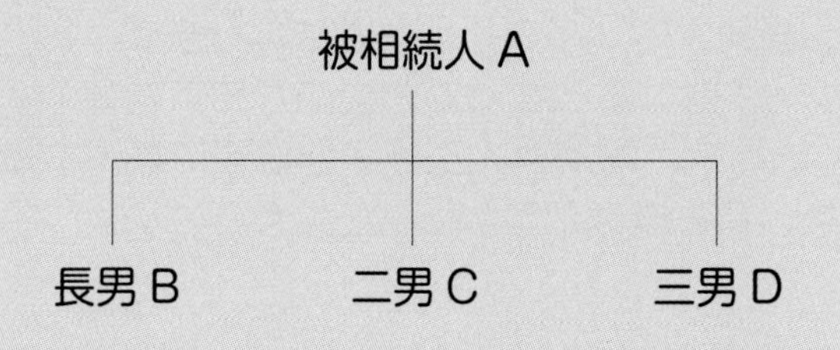

第９章　海外療養費制度とメディカルツーリズム

■ 海外旅行に必要な感染症対策

Ａ型肝炎	アジア地域で流行します。水や食べ物（汚染された食べ物）から感染します。
破傷風	ケガなどの傷口から感染します（土の中の菌が傷口から入り発病）。海外で野外のスポーツをする場合や、トレッキングの予定がある人は気を付けてください。
麻疹	最近では先進国でも患者さんが増加しています。

海外旅行へ行く際には渡航先でかかりやすい病気に関して必ず事前に予防接接種を受けましょう。

■ 海外療養費制度

海外旅行や海外赴任中に病気や外傷で治療が必要になった場合、その際にかかった療養費の一部が払い戻しされる公的医療保険の制度があります。これが「海外療養費制度」です。

対象となる治療は、日本国内で公的医療保険が利く医療です。

たとえば、骨折、外傷、虫垂炎などの急性の手術や入院、歯の腫れ、それによる治療などが当てはまります。また、命の危機が迫る患者さんの渡航移植も、条件を満たせばこの制度の対象になります。

ただし美容整形や、不妊治療のための渡航などは国内で自由診療となりますので対象外です。

◆ 手続き

海外での治療費を少しでも
払い戻ししてもらおう

1. 現地の医療機関で治療を受けます。
2. 現地で全額支払います。
3. 帰国後、加入の保険者に申請します。
（申請書、診療内容明細書、領収書の原本などが必要です。）

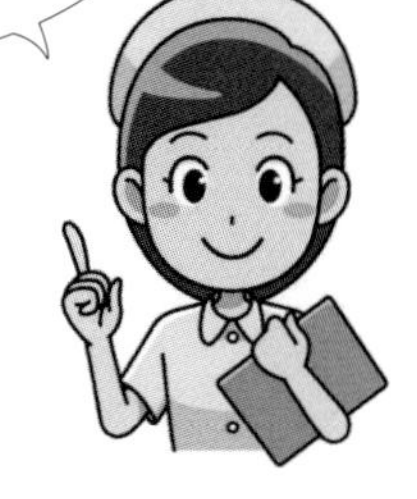

◆ 払い戻し例

海外で治療にかかった費用が、国内で同じ治療を受けた場合よりも高かった時、国内で治療をしたとみなし、その費用の３割を引いた分のお金が戻ります。

例）

①海外での治療費が 12 万円、国内で治療すると 10 万円だとすると、その 10 万円の３割の３万円を差し引いた、7 万円が戻ります。

②海外での治療費が６万円、国内では 10 万円かかる治療の場合には安いほうの海外での治療費６万円を基準に計算します。6 万円を基準にその３割の自己負担 18,000 円を引いた 42,000 円が戻ります。

万が一に備えて渡航の際には申請書や診療内容明細書などを事前に取り寄せて持参すると、より安心でしょう。さらに「海外旅行保険」にご加入なさることをお勧めします。海外の滞在先で病気になり、入院が必要になったときに備えて渡航先の「医療保険制度」の違いや「各国医療事情」などについて、できる限り調べることは必須です。

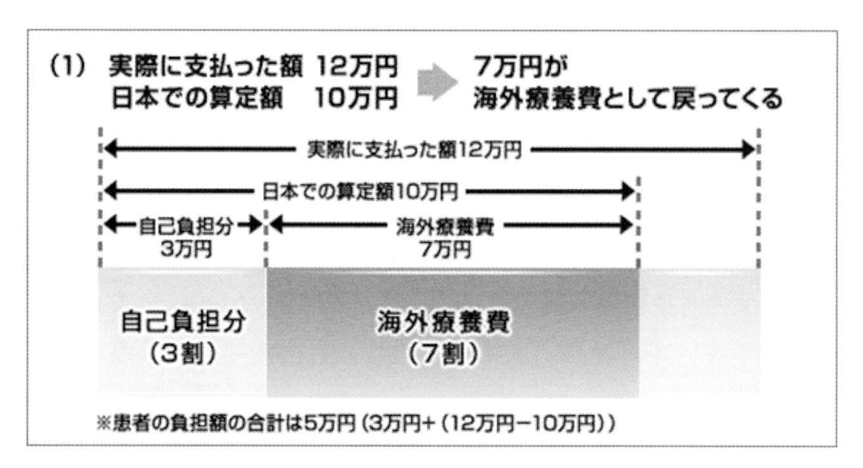

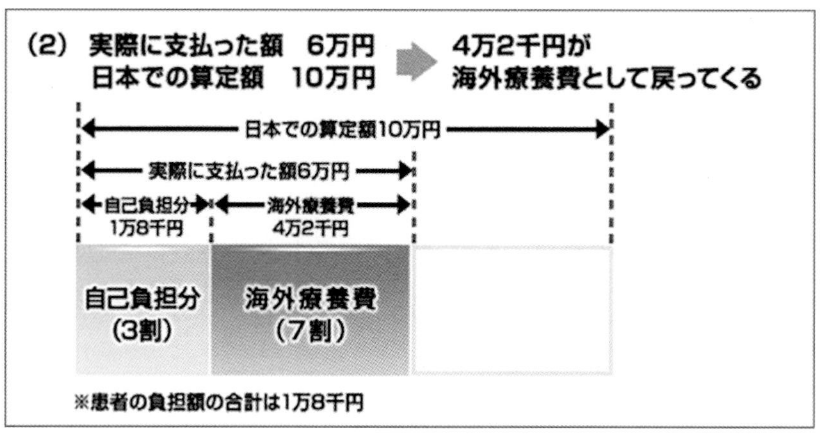

■ JCI （Joint Commission International）

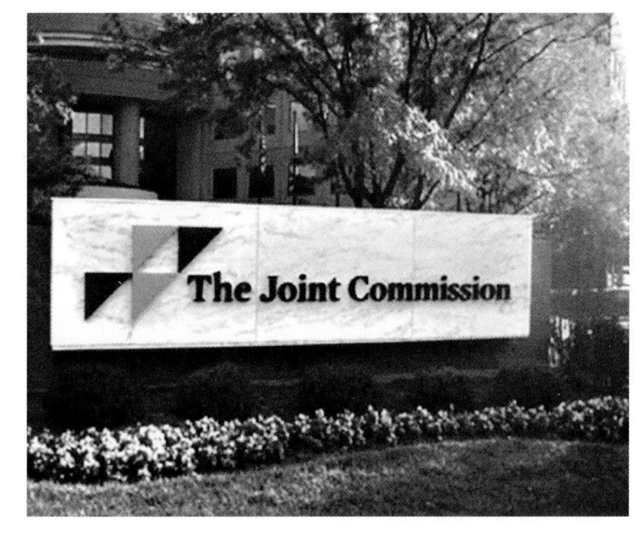

JCIとは米国の医療施設を対象とした第三者評価機関Joint Commission（元JCAHO：1951年設立）の国際部門として1998年に設立された、国際非営利団体Joint Commission Internationalの略称です。本部はシカゴにあります。

世界中どこでも通用する基準や指標をもとにした「医療の質」「患者安全」「感染管理」などに対する審査の妥当性や有効性が高く評価され、これまでに世界50カ国450以上の医療施設がJCIの認証を取得しています。JCIによる評価は、14分野1220項目について、医療現場を詳細にチェックするものです。レベルが高く世界基準の厳しい運営管理が求められるため、資格取得した後もそのレベルをキープするために常にいい意味での緊張を強いられます。

アジアではタイ（2002年にアジアで最初にこの資格を取得）・インドを筆頭にシンガポール、台湾、中国、韓国などの医療施設が積極的にJCI認証取得に向けて動いているのに対し、日本でJCIを取得した病院は、亀田メディカルセンター（千葉県2009年　日本で初めて取得）・NTT東日本関東病院（東京）・聖路加国際病院（東京）・湘南鎌倉総合病院（神奈川県）・聖隷浜松病院（静岡県）などです。（下記参照）

https://www.medical-tourism.or.jp/jci_list/

この資格を取得するため、各病院は審査の数年前から、アメリカからJCI取得をサポートする専門家を招き、病院のあらゆるところを改善、さらに英語での面接に耐えられるように英語の特訓を受けます。なぜなら、審査の時に英語での質問が待っているからです。現在、日本の主要な病院はこの資格取得を目指しているところが増えてきました。なぜなら、この資格を取得した病院であれば世界の中での信用度がかなり上がり、日本中と世界中から患者さんが来る可能性があるからです。実際に都内の聖路加国際病院ではJCI取得後（2012年）に、日本在住の米軍基地の人々や、各国大使館の関係者たちの来院が増えていると言います。日本は医療のレベルが高く、MRIやPETの機器は他国に比べようがないほど充実しています。それらの機器を十分有効活用してほしいと思います。

■ 先進医療　粒子線癌治療施設

日本には、先進医療として注目されている粒子線癌治療施設が23ヵ所（重粒子線:5ヵ所、陽子線:17ヵ所、重粒子と陽子線の両方:1ヵ所）あります。「重粒子線治療」ができる施設は世界で数か所しかありませんが、そのうちの6か所が日本にあります。この現実を考えると、これからの日本は「メディカルツーリスト」たちを日本に呼び込むことにもっと力を入れる必要があると言えます。少子化と超高齢社会、そして人口減少の日本において、医療機関が海外の患者さんたちの獲得に向かうのは必然的なことでしょう。そのためにJCIの資格取得は欠かせないのです。

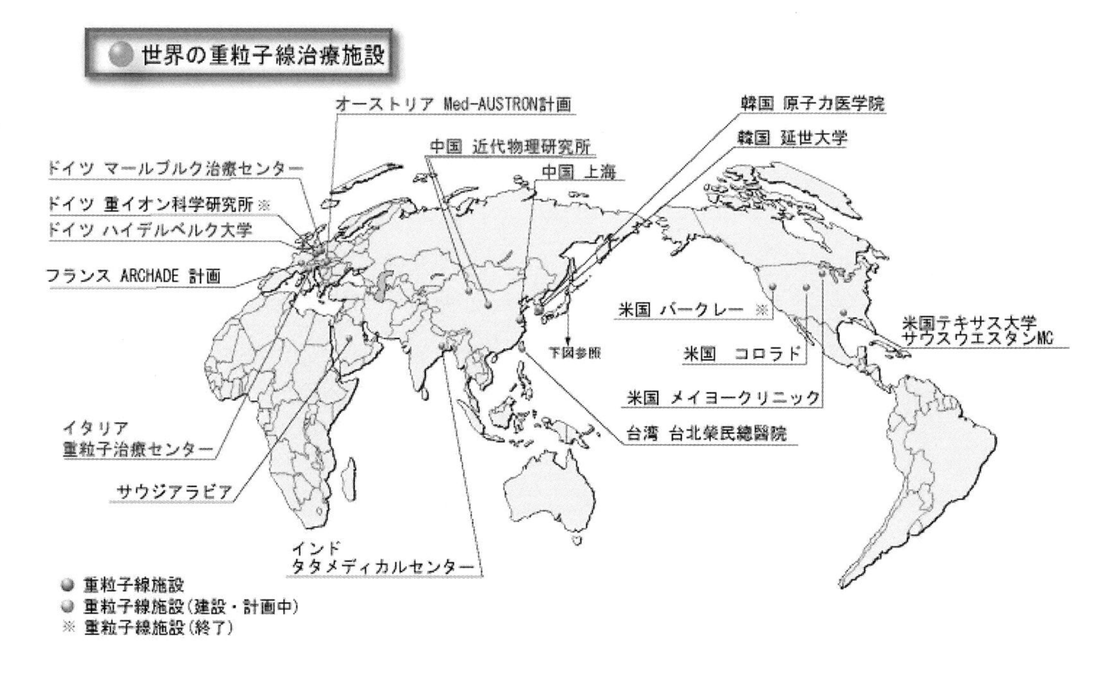

2019年　世界の重粒子線施設

米国では毎年、75万人の患者が医療を受けるために海外に行く、すなわち医療ツーリズムを行っているといわれています。患者は主に、美容整形、心臓、歯科、整形外科が多いとのことです。

メディカルツーリズムにおいて気を付けることは、言語も含めたコミュニケーションの問題、習慣の違い、宗教の違い、ケアの基準の差、薬剤の質が悪い問題、帰国してからの合併症の問題などについてもよく考えなくてはなりません。多少のリスクを覚悟の上、海外での治療に出ていく際に、JCIの評価は参考になると思います。

■ JMIP ジェイミップ

（Japan　Medical　Service　Accreditation　for International Patients）

JMIPとは「外国人患者受け入れ医療機関認証制度」というものです。近年多くの多国籍の人々が日本を訪れるようになり、また日本に居住する外国人の人も増加しています。その人たちの中で、日本の医療機関を受診する人々も増加しています。各医療機関は、外国人患者への対応や受け入れ態勢の整備を余儀なくされています。そのような中、厚生労働省はこのJMIPの資格を申請した医療機関に対し、多言語での診療案内・宗教への対応（Ex.豚肉の制限があるイスラム教の人々へハラル認証を得た食事の提供・礼拝用のスペースの確保）など、日本とは異なる文化や背景に配慮し、外国人を受け入れる体制が整っていることを認め資格を与えました。

日本で一番早くJMIPを取得したのは、湘南鎌倉総合病院（神奈川県）・りんくう総合医療センター（大阪泉佐野市）・整形外科米盛病医院（鹿児島県）です。この中で湘南鎌倉総合病院はJCIを2012年10月に取得した後、外国人患者が増加し始めたため、異なる宗教・文化・言語を持つ人々の受け入れの為に細やかな心配りが必要であるという考えのもと、様々な工夫をしています。院内の掲示板には英語・中国語・フランス語・ロシア語など7か国語の多国籍言語での掲示、様々な説明書類・同意書献立表なども他国言語に翻訳されたものが用意されています。通訳の依頼手順などもきちんと連携されています。国際医療支援室というものが院内に設置され、外国人の対応に特化したサービスの提供がなされています。今後、医療のレベルと外国人受け入れのレベルが高い病院が増えてくることでしょう。

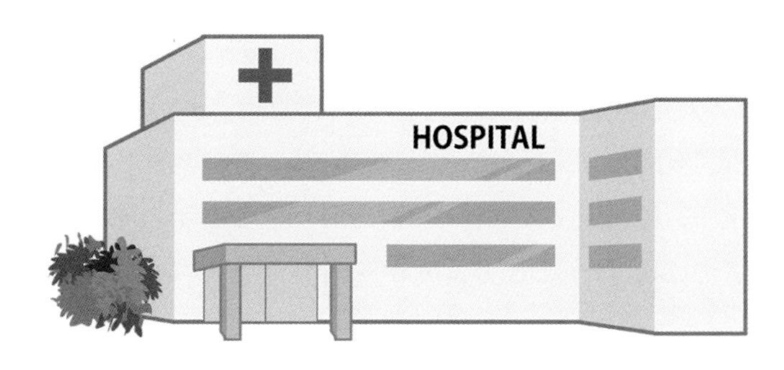

■ メディカルツーリズム

・タイのバムルンラード病院　　Bumrungrad International Hospital

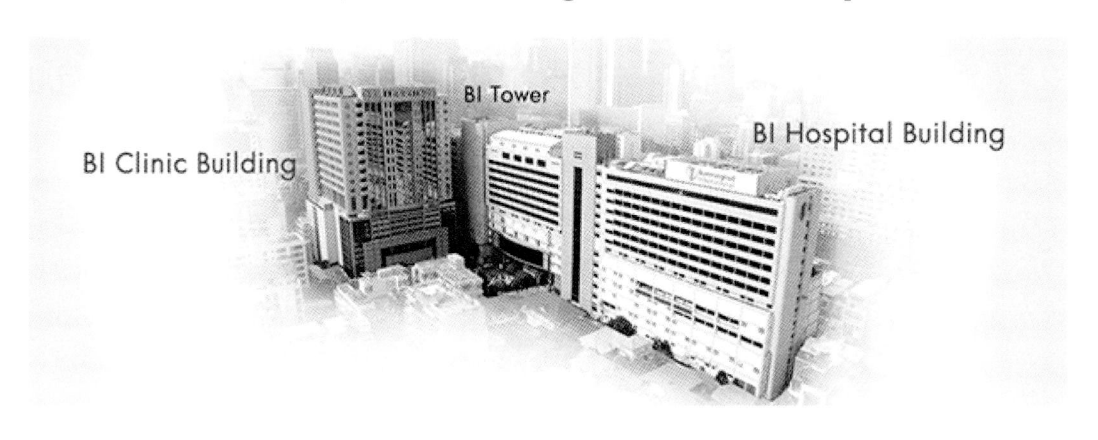

アジアで2002年に初めてJCIの資格を取得したのは、タイのバムルンラード病院です。私立病院では世界最大級の外来施設を持っています。

21階建てのビルの中には、各階ごとに薬局や会計できる箇所を備えており、ワンストップサービスを可能にしています。入院者用の病室はホテルと見間違うかのようなレイアウト、さらに高層ビルなので眺めも抜群です。

メディカルツーリズム者を多数受け入れている病院なので、Clinic ビルの10階には「国際医療コーディネーションオフィス」があります。ここでは世界中から来院する患者さんのため、スムーズに医療を受けていただくサポートをしてくれます。ブースごとに大きく国名がかかれているので、どの国の方でも言葉に困らず、受診につながります。日本語のスペースもあります。

コーディネーター医師や看護師を含む250名以上のスペシャリストたちがいて、言語は20か国以上に対応可能です。

年間の受診者数は110万人以上、この中でメディカルツーリズムとして海外からの患者さんは、年間52万人以上です。世界190か国以上から来院しています。約半数が海外からの患者さんということで、サポート体制がとてもしっかりしています。

◆ 外来患者さんの施設

・24時間　365日オープン、真夜中でも手術が可能です。

・24時間体制の救急医療

・1日最大5,500人の外来診療が可能です。

◆ 外国人患者さん向けのサポート体制

・言葉に困らないように150名以上に通訳を確保しています。
・職員全員に「英語」のスキルアップを促し、英語の試験で上級になるほどお給料がアップするような資格制度を導入しています。
・海外からの患者さんの空港への送迎サービス
・Visa　延長のためのサポート、大使館業務アシスタント

このような「メディカルツーリズム」の先駆けの病院に比べると、日本の病院は未だ大きな差や遅れがあります。しかし、レベルが高い日本の医療を上手に世界に発信して、「メディカルツーリズム」の患者さんの流れを大きく変えていってほしいと願います。

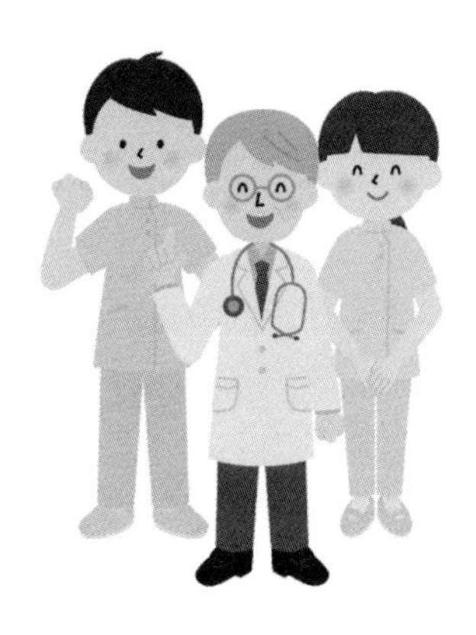

★ミニコラム

外国人の医療費未払い

訪日外国人による医療費未払いの実態は、厚生労働省が行った調査によると、約2割～3割の病院で「未払い」を経験していました。急性大動脈解離（512万円）、脳梗塞（260万円）、インフルエンザ（20万円）など1件で500万円を超えるケースもありました。

未払金総額（2018年）は9178万円、この内訳で、4割は訪日客、6割は日本に暮らす在留外国人だったそうです。訪日客の場合、海外旅行保険に未加入ならば全額自己負担となり、かなり高額になります。未払いが増えることになります。

一方、国内の在留外国人の場合、「医療保険」に加入できない不法滞在の外国人である場合も見られます。

★ミニコラム

ロシアの医療事情

　ロシアの極東地域では病院の診断設備の不備が多い上に、優秀な医師達はより良い病院施設、条件を求め大都市や海外へ流出することが多く、そのために医療診断レベルが低下、とても誤診が多いといいます。

ロシア人の死因の原因
1 位…心臓病などの循環器系の疾患　　56%
2 位…癌による死者　　15%
　(高度な癌治療が受けられる病院はほとんどありません。)

　ロシア国民の国内医療不信は実に深刻なので、ロシアの富裕層はロシア国内で治療を受けず、医療先進国へ「メディカルツーリスト」となり、外国での治療を選択します。

　その際、距離的に近い日本、韓国、タイ、インドなどへ向かいます。さらにロシアは、世界一の長寿国である日本の医療機関との協力を本格化してきました。日本の技術を導入、医療水準を引き上げ、健康で長生きできる社会を築きたいという願いがとても強いのです。(ロシア人の平均寿命は男性が 66 歳、女性は 77 歳といわれています)。

　北海道の某病院がロシア極東のウラジオストクに現地企業と提携し、癌や脳卒中を早期発見する「画像診断センター」をオープンしました。診察室は清潔感にあふれ、トイレは日本では当たり前になっている温水洗浄機がついています (ロシアでは画期的なこと)。これらの最新の医療機器と共に、日本人の医療従事者の丁寧な対応力も取り入れようとしています。

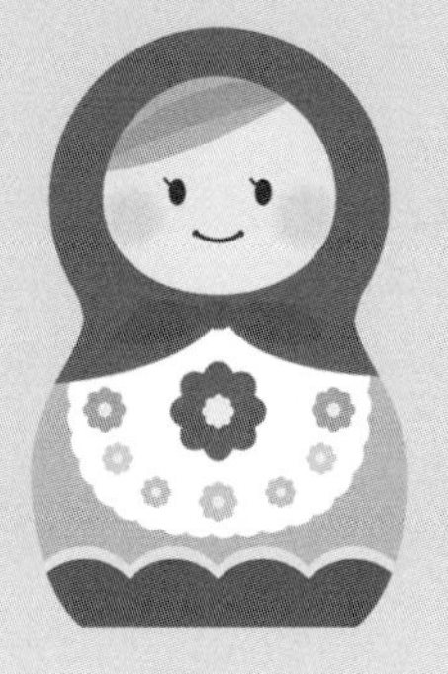
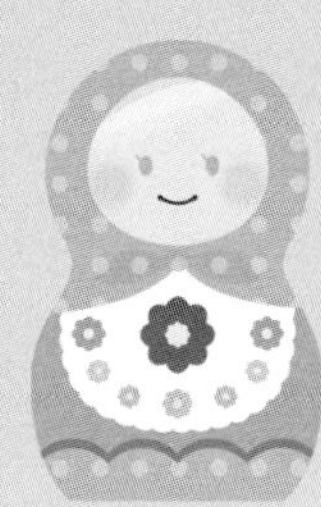
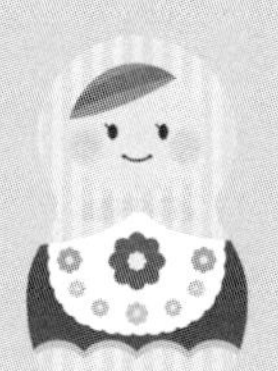

★ミニコラム

アメリカ医療事情

アメリカで「無保険者」が多いことは皆さまご存じのことと思いますが、アメリカ在住の知人Ｓさんは、「無保険」となることは避けたいと、民間の保険にご夫婦 (50 代半ば) で毎月 12 万円も支払っています。

これほど高額なので、アメリカ人の６人に１人は「無保険者」であるという事実もわかるような気がします。皆さまの今の家計から、夫婦２人分の「民間の医療保険料」だけで月 12 万円も支払わなくてはならないとすると…あなたは支払えますか？生活がかなり厳しいものになることは間違いありません。

これほど「医療保険」を払っていても、交通事故で骨折、手術を受けたりすると軽く 150 万円かかったり（アメリカ人の知人Wさんは交通事故で入院、手術で 250 万円の請求をされたため､毎月分割で返済しているそうです)､また、貧血で入院しただけで１日数十万円の請求書がきます。

さらにアメリカは「歯科」が信じられないほど高額です。先日、Ｓさんのご主人が１本、歯を抜いただけで８万円も請求されたそうです。日本で抜歯の際に８万円も請求されたら、ボッタクリと大問題になるでしょう。

このように、信じられないほど高額な「医療費」が原因で、民間の医療保険の加入者の人々の中でも「自己破産」をする人が後を絶たないと言います。「民間の医療保険料」が高いから加入できない人が多いのに、さらに無保険者が病気や入院、手術を受けた場合、「自己破産」への道しかないとしたら、今後のアメリカはどうなっていくのでしょうか。アメリカに日本の「高額療養費制度」があれば大きく状況は変わるはずです。アメリカの友人たちは、できる限り病院へはいかない、というより「病院へはいけない」と言っています。

第10章　健康寿命を延ばし、健やかな生活を過ごすために

■ 人生100年時代

人生100年時代という言葉をよく耳にし始めました。

英国の学者、リンダ・グラットン氏が書いた「ライフ・シフト」という本がきっかけですが、世界的に見て「日本人は今や生物として別の種類になった」と上智大学の歴史人口学教授の方が仰っているほど長寿社会になってきています。

振り返ってみると、日本人の縄文時代の平均寿命はたった15歳、江戸時代前期でやっと20代後半、江戸時代後期になり30代半ば…昔は非常に短命だったのです。江戸時代ごろには大半の人が子育てに明け暮れ、末子が成人したら後の余生は数年しかないという人がほとんどでした。自分の「老後」を考える必要は全くなかったと言っても過言ではないでしょう。何しろ「還暦」を迎える人はほとんどいなかったのですから。

ところが戦後、日本は内戦がなく、食糧問題もなく、衛生環境が格段に進み、医療レベルも非常に高くなっています。今は胎児でさえ病気とわかれば、お腹の中にいて手術を受けることが出来る時代ですから「人間は死から遠ざかった。」と言ってもいいでしょう。

皆さまが、100歳まで生きられる寿命を授かったとしたら、あと何年ありますか？その膨大な年数をどう過ごすか、きちんとプランを立てていますか。
100歳まで生きるとしたら、現役時代の貯蓄と年金で余生を過ごすという発想は通用しなくなるかもしれません。

65歳で定年退職しても、生きがいと共に少しでも生活に潤いを持たせるため、何らかの形で働き、社会人を辞めないことです。先日ある女性が「私は90歳まで仕事をします。」と仰っていたのでお仕事を伺ったら、「私は、看護師です。」と。看護師さんは定年がありませんから、ぜひ、可能な限り健康をキープして社会に貢献していただきたいと願います。

人生100年時代
あなたは
どう過ごしますか？

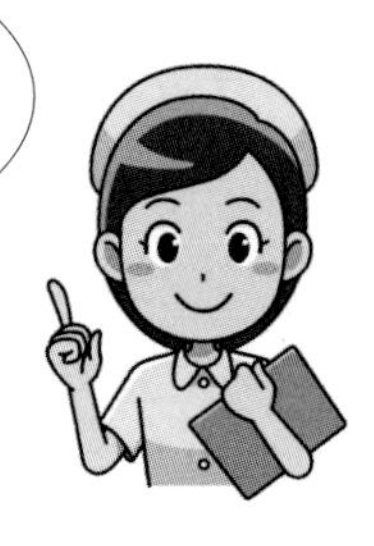

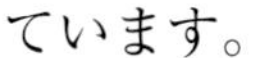 定年後の膨大な自由時間

皆さま、定年後に待っている膨大な自由時間をどう過ごされる予定ですか？

今から真剣に考えていらっしゃいますか。

現役時代の勤務時間以上の自由時間が定年後に待っています。

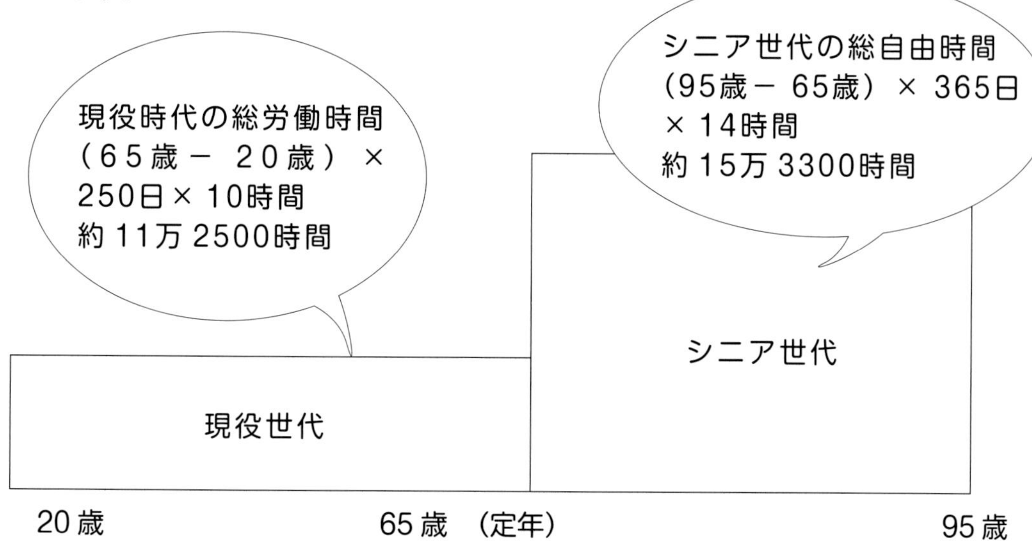

◆ 病気や孤独に陥らないようにするには

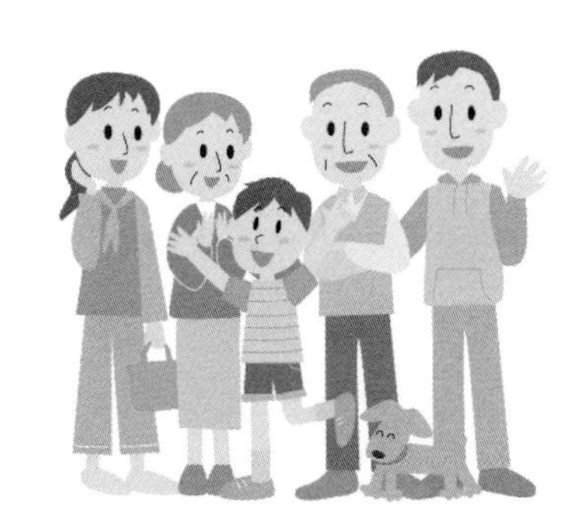

ある調査委によると、人間は7割が年とともに体が弱り、2割は早めに体調を崩し、たった残りの1割の人たちだけが年をとっても元気だそうです。

この1割に入るためには、若い頃からの心掛けが不可欠です。

・筋力トレーニングで健康寿命を延ばしましょう。
・現役時代から、仕事だけの人生ではなく、家族との団らんや趣味の世界をしっかり構築しておいてください。自分の居場所をしっかり作りましょう。
・趣味を続けることにより、好きなことを一緒に楽しむ仲間をたくさん作っておくことです。定年退職をしたら、仕事関係者との縁はほぼなくなるといっていいでしょう。定年後から新しい友達はなかなかできにくいものです。
・定年後の生き方、過ごし方、自分の居場所作りを考えておくことが大切です。
・100歳まで生きてもお金が枯渇しないようにお金とも向き合いましょう。

■ 癌　全世代が罹る可能性がある病

現在、癌は日本人の２人に１人がかかる国民病といわれていますが、最近癌は治る時代になってきました。この癌医療の柱というのは「苦痛の緩和」です。

癌に伴う苦痛…全人的な苦痛（トータルペイン）といわれます。

苦痛の４つの側面

身体的	身体の痛みや倦怠感、食欲不振、嘔吐
精神的	不安、いらだち、抑うつ状態
社会的	家庭内での役割の変化、仕事や経済的な問題
スピリチュアル	死への恐怖につきまとわれる、過去の生活を振り返り自責の念や後悔の念にさいなまれること、どうして癌になったのか

この４つの痛みが複雑に絡み合って様々なことが起こります。身体の痛みがあれば不安になり、痛くて動けないときには仕事にも行けません。仕事も家庭も自分の生きがいさえ見失うこともあります。癌患者さんたちは、激しい痛みや不安感、家族を残す無力さで精神的に混乱する人が多いのですが、患者さんのみならず、家族や遺族も自責の念で精神的に追いやられる人が多いのです。このようなときは、癌患者さんとその家族の心のケアを専門に行う「精神腫瘍医」をご紹介ください。癌患者さんたちに寄り添い心のケアをしてくれます。

さらに闘病のためにお金がかさみ、貯蓄がいつまで続くかという不安、お金がないために自分の命をあきらめなくてはいけない人もいるかもしれません。このような時にはぜひがん相談支援センターへ行くことをお勧めください。

皆さまも、傷病手当金（所得の補償）、高額療養費（払い過ぎたお金を取り戻す）、会社の福利厚生制度（調べることを助言）についてアドバイスをして、癌になっても仕事を辞めないで治療を続けていただけるようにサポートをしてさしあげてください。

★ がん相談支援センター

癌と診断されたら、すぐに「がん相談支援センターで様々な不安を相談してください。」と患者さんにご案内ください。ここは医療費や就労など、幅広く患者さんやご家族の不安や悩みに、病院職員が答えてくれる窓口です。全国に約400ある癌診療連携拠点病院のすべてに設置されています。社労士さんたちとの連携をし始めているところもあります。

■ 高齢者が罹りやすい病

一般的に、高齢者は多病で多くの併存疾患を持っている方が多いです。その中で認知症の患者さんは、1人平均2～3個の内科疾患を持っている場合が多く、生活習慣病の合併が多いと言われています。生活習慣病が認知症の発症リスクを高めるからです。転倒・骨折・誤嚥・肺炎・低栄養・フレイル・骨粗しょう症・ロコモティブシンドローム・サルコペニア・認知症などの、老年医学的なケアが必要となります。年齢を重ねていくと、私たちが直面する病気はさまざまありますので、みていきましょう。患者さんたちにはかみ砕いて説明をしてあげて下さい。

◆ 生活習慣病

定年まで一生懸命仕事で与えられたマニュアルや上司の指示で、仕事だけに没頭していた仕事人間の場合、仕事はできたに違いありません。ところが、自分で考えて行動することが少なかったであろう方たちが、定年退職後に陥りやすい生活とは…

自由になる時間が山ほどあるにもかかわらず、何をしていいのかわからず毎日をボーっと過ごすことになるのです。家の中にいて一日テレビを眺めている生活、外出する目的も、会う人もいないという状態。外へ出なければどんどん脚の筋肉が衰え、さらに家の中に閉じこもる日々…。「老化は足元から」といわれています。さらに、脳を使わない（刺激のない）生活をしていると、脳の機能はどんどん低下し認知症への第一歩となります。認知症は生活習慣がもたらす病でもあります。

そのような方たちと比べて、定年前から定年後の自分の居場所、生きがいなどについて準備をしていた人たちは、生き生きとした生活を過ごすことができます。自分の好きなことに打ち込んでいるとき、人の脳はフル回転しています。

メリハリのある楽しい生活を過ごしていると大脳の働きも活発になります。

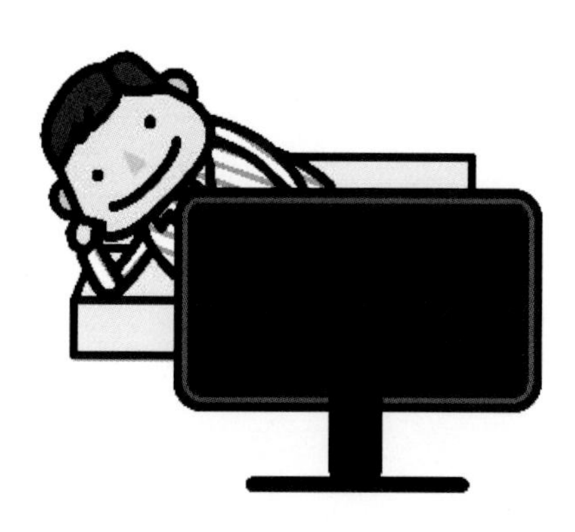

■ 認知症

厚生労働省の発表によると、2015年65歳以上の認知症は約517万人、MCI　400万人（正常と認知症の中間である軽度認知症）を加えると、65歳以上の6人に1人が、認知症とその「予備軍」と言われています。日本は、全世界の1割を占める「認知症先進国」です。

◆ MCI　5つの定義

1. 記憶障害の訴えが本人または家族から認められている
2. 日常生活動作は正常
3. 全般的認知機能は正常
4. 年齢や教育レベルの影響のみでは説明できない記憶障害が存在する
5. 認知症ではない

健常者と認知症の人の中間の段階（グレーゾーン）にあたる症状に、MCI（Mild Cognitive　Impairment）軽度認知障害、この原因となる原疾患を放置すると、認知機能の低下が続き、5年で約50％は認知症へとステージが進行するといわれています。

★ 認知症にならない生き方

・生きがい、仕事、趣味を持ち積極的な生活を心がけましょう。
・できる限り社会とつながる生き方を心がけましょう。
・毎日定期的に体を動かし筋肉の衰えを防ぎましょう。
・いい音楽を聴いて、絵画の鑑賞をして、感性を育みましょう。

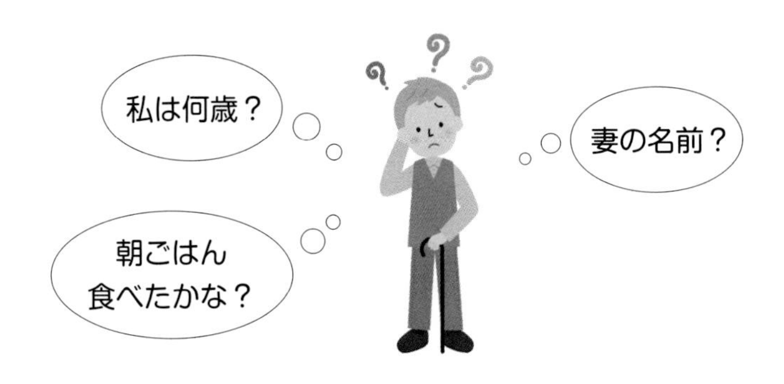

■ 三大認知症　それぞれの特徴

	アルツハイマー型認知症	レビー小体型認知症	血管性認知症 慢性硬膜下血腫・ 突発性正常圧水頭症
脳の変化	老人斑や神経原線維変化が海馬を中心に脳の広範に出現する。 脳の神経細胞が死滅していく。	レビー小体という特殊なものができることで、神経細胞が死滅してしまう。	脳梗塞、脳出血などが原因で、脳の血管循環が悪くなり、脳の一部が壊死してしまう。
画像による脳の変化	海馬を中心に脳の萎縮がみられる。	はっきりとした脳の萎縮は見られないことが多い。	脳が壊死したところが確認できる。
初期の症状	もの忘れ	幻視、妄想、うつ状態、パーキンソン症状	もの忘れ
特徴的な症状	もの忘れ 認知機能障害 徘徊 もの取られ妄想	運動症状や自律神経障害を伴う全身疾患としての側面を持つ。 幻視、妄想、うつ、認知機能障害、パーキンソン症状、睡眠時異常行動	手足のしびれ 麻痺 認知機能障害 (まだら認知症)
経過	記憶障害からはじまり、広範な障害へ徐々に進行する。	調子がいい時と悪い時を繰り返しながら進行する。 急速に進行することもある。	原因となる疾患により異なりますが、急に発病して段階的に進行していくことが多い。

◆ アルツハイマー型認知症（AD）

脳の細胞が死んで、働きが悪くなって徐々に脳が萎縮していく病気で、軽度の物忘れから徐々に進行して、時間や場所の感覚がなくなっていきます。発病の10年以上前から脳に異常なたんぱく質がたまり始めます。

◆ レビー小体型認知症（DLB）

レビー小体型認知症は、レビー小体という変性した細胞が脳の大脳皮質や脳幹部に生じ、その影響で脳神経細胞が破壊されます。他の認知症と比べて進行が速いのが特徴です。パーキンソン症候群も、脳にレビー小体が生じることにより引き起こされるので、併発が多くみられています。

・パーキンソン症候群

手足が震える振戦・筋肉が硬くなる（固縮）・動きが遅くなる（無動）・姿勢が悪くなる・前かがみ歩行や姿勢反射障害など

・幻視

視覚をつかさどる後頭葉が障害を受けるため、実際に存在しないものが見えてしまう症状です。階段の途中に変な人が立っている、部屋の片隅に子供が座っているなど、他者には見えないのに見える、被害妄想や思い違いをします。

・レム睡眠障害

寝ているときに大声を上げたり、暴れたりします。寝ぼけているとは思えないほどの異常な行動がみられる場合が多いです。

■ 治る認知症？

認知症が
治るかも？？

◆ 慢性硬膜下血腫

高齢者で下記の症状が出たら、慢性硬膜下血腫を疑っていいでしょう。

・歩き方がおかしくなった
・急に認知症を発症した
・急に認知症の症状が悪化した
・動きが緩慢になってきた
・ろれつがまわらなくなってきた
・なぜかすぐに怒りやすくなった
・みるみる元気がなくなってきた

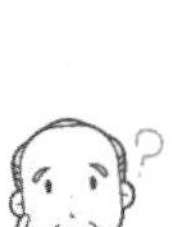
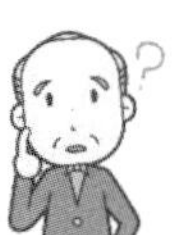
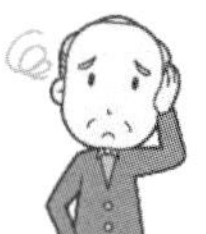
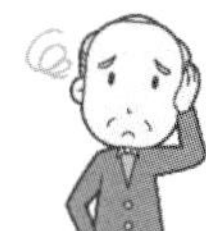
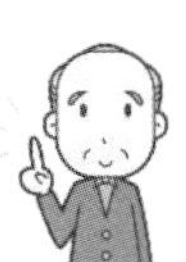
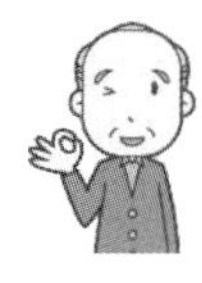
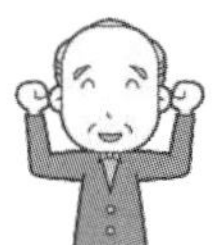
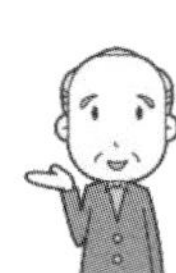
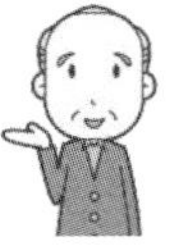

慢性硬膜下血腫は、軽く頭を打った後などに頭蓋骨と脳の隙間に血がたまる病気です。血の塊が（血腫）が脳を圧迫し、麻痺や頭痛に加え、時に認知症のような症状を伴います。すぐに気が付かないで１～２か月経って発症する人がほとんどです。

頭を強く打った場合、激しい頭痛に襲われる急性硬膜下血腫と異なり、慢性硬膜下血腫は、原因となるケガが軽い場合が多く、症状が現れるまで時間がかかることが多いのです。また、もともと認知症を患っている人は気付きにくいです。慢性硬膜下血腫で認知症の症状が現れた際、手術で頭蓋骨に穴をあけ、チューブで血の塊を吸い出してから生理食塩水で洗います。すると認知症の症状が治ります。そのために「治る認知症」と言われています。

このように、治療をすれば認知症の症状が治る人もいるので、的確な診断をするには必ずCTを撮るようにするといいといわれています。この病気は高齢者に多いのですが、加齢により脳が萎縮し、頭蓋骨と脳の間に隙間ができた結果、血液が染み出しやすくなるためといわれています。高齢者が転んで頭を打った、ドアにぶつかったなどという場合には、その後の様子をしっかり診てください。

◆「特発性正常圧水頭症」は、認知症のような症状が出る脳の病気です。

全国で年間約1万3000人と推定されますが、適切な治療をすると症状が改善する人が多くいます。

この病気は、脳内の「脳室」と呼ばれる場所に「髄液」が過剰にたまる病気です（原因不明）。周辺の脳組織を圧迫して歩行障害、尿失禁、物忘れなどを引き起こします。アルツハイマーなどの認知症と間違われやすいのですが、「髄液」の量を常時監視して、過剰になれば排出させる器具を体内に埋め込むことで症状が改善します。

◆ 認知症対策

家族が認知症になったら

個人賠償責任保険	他人を傷つけたり、他人のものを壊したりして法律上の損害賠償を求められた際に備えるため
介護休業給付金	家族を介護するために長期の休みを取りながら、一定の給付を受ける公的な制度（会社員にはあるが、自営業者にはない制度）が2005年からスタートし、雇用保険から給付金が出ます。対象家族1人につき通算93日、この93日間を3回に分けて取得可能。 ・賃金×休業日数×67%＝給付額

個人賠償責任保険への加入をお勧めします。

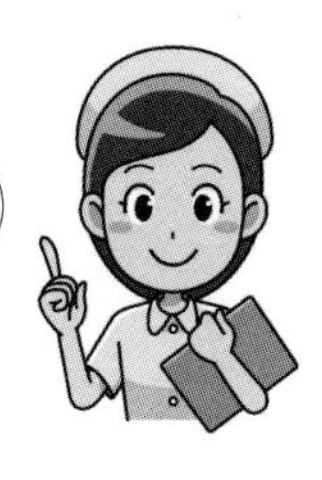

★ミニコラム

個人賠償責任保険

「個人賠償責任保険」…日常生活で万が一他人を死傷させてしまったり、他人の所有物に損害を与えてしまったりして、法律上の損害賠償責任を負ったとき、その賠償金の保険がおりるというものです。

過失による事故は補償対象となります。たとえば、自転車に乗っていて通行人とぶつかり大けがをさせてしまった・子供が友達とぶつかり相手の眼鏡を割ってしまった・けがをさせてしまった・マンションでうっかり水漏れをおこし、階下の家に迷惑をかけてしまった・ペットの犬が通行人を噛んでしまった・キャッチボールをしていて隣の家のガラスを割ってしまった…などなど。

特に最近心配なのが認知症の親が隣の家に入り込んで、塀を壊した、花壇を踏み荒らしたなど、認知力の低下により引き起こす様々なトラブルです。このような認知症によるトラブルの場合も保障の対象となります。

この保険は契約者本人だけでなく、配偶者や同居の親族・一人暮らしの学生など、生計を同じくする別居の未婚の子供もカバーしてくれる優れものです。この保険は、損害保険会社の「自動車保険」「火災保険」「傷害保険」のいずれかに加入した上で、「特約」として加入することができます。また、「コープ共済」や一部の「クレジットカード会社」が会員向けに取り扱っている場合があります。

「自動車保険」に「特約」として加入している方の年間の「特約料」は、1500円ほどです。たったこの保険料で、国内での補償は「1億円～無制限」です。海外での事故に対しても補償がついている場合も多いので、高額賠償に備えて最大限（無制限）で加入することをお勧めします。それは、保険金額で5000万円と1億円では、1か月の保険料の差がたった数十円程度だからです。ただ、この保険にすでに加入している場合も十分考えられますので、必ず、お手持ちの保険証券を取り出して「特約加入」をしているかどうかご確認ください。

■ ユマニチュード　認知症ケアの新技法

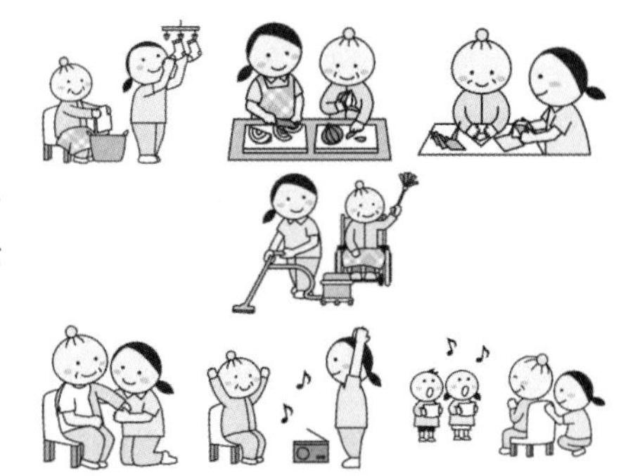

ユマニチュードとは、フランスで生まれた認知症などのケアの技法です。
「相手の人間らしさを尊重し続ける」という哲学に基づき、優しさを伝えるために400近い技術があります。

◆ 4つの柱

「見る」…近くで正面から水平に長い時間、患者さんの瞳を捉えます。
ただ見るのではなく、認知症の患者さんの視点をつかみましょう。
患者さんを通り越して前方にまわり、目が合う位置を見つけましょう。正面から目が合うポイントで笑顔を近づけるようにしてください。見下ろさないように気をつけましょう。

「話す」…ゆっくりと前向きな言葉をかけましょう。
患者さんの身体を拭いたり、介護浴槽でシャワーをしたりする時に、自分の行為を実況中継で話しながら行うといいでしょう。
例）○○さん、これから身体を拭きますよ。
○○さん、シャワーをかけますからね。
○○さん、熱くないですか？

「触る」…接触面積をできるだけ広くして、ゆっくりと優しく触れましょう。
車いすを押す時には、片手を患者さんの肩に触れておくと患者さんは安心します。

「立つ」…患者さんが自分で動こうとする意思を最大限に活かし、両肘を下から支えるようにしましょう。この方法だと、認知症の人はケアを行う人の存在を認識して、安心して受け入れられるようです。暴れなくなり、当り散らさなくなるでしょう。

◆ 認知症になったときに選ぶ病院　ポイント

・認知症専門の病院で、拘束や隔離をしないという方針の病院。
・患者さん一人一人のQOL（生活の質）を大切にするということが、医療の本質であるという理念をもっている病院。
・マニュアル化された知識や技術ではなく、患者さん・家族・病院すべての職員たちの相互理解に基づく柔軟で強靭な治療哲学をもつ病院。

認知症と健忘症の違い

	認知症（アルツハイマー型）	健忘症
物忘れの内容	自分の経験した出来事	一般的な知識
自覚	なし	あり
進行	進行していきます	進行や悪化はありません
日常生活の影響	支障があります	支障はありません
物忘れの範囲	体験したことすべて	体験の一部
学習能力	新たに記憶できません	維持されています
感情・意欲	意欲低下・怒り易い	保たれています

■ 認知症　予防

ポイント

・人との交流と趣味、人と繋がる力を鍛えておくこと。
・趣味がない人は、ある人に比べ男性2.2倍　女性1.5倍も認知症になりやすいといわれています。ご自身が好きな趣味を持ちましょう。
・運動をしない人は、する人に比べて2倍近く認知症になりやすいといわれています。有酸素運動が、認知機能の低下を防ぐと言われています。人との交流は大切です。気心が知れた仲間をたくさん持ちましょう。

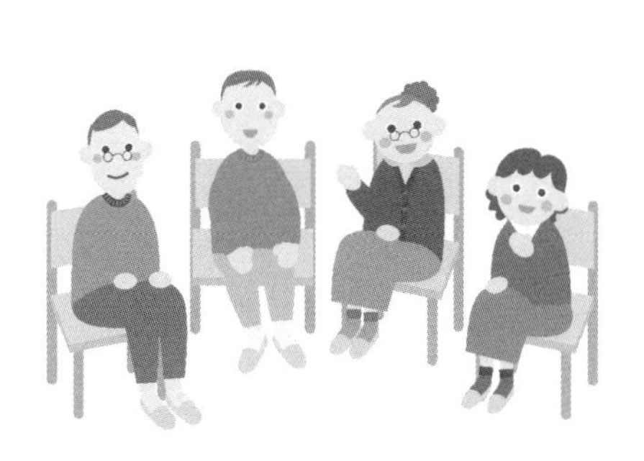

常に社会と
つながりを持つこと

★ミニコラム

高齢の親の財産管理　任意代理

「任意代理」という制度は、親に十分な判断能力はある（認知症などにかかっていない状態）ものの、身体が不自由になり自分で金融機関に出向いてお金の出し入れなどができにくくなった場合に、親の代わりに銀行預金の出し入れ、解約、株の売却などの取引も子供ができるというものです。便利な制度ですが親の認知能力が衰えた場合は、この制度を締結することはできなくなります。この場合は「成年後見制度」が選択肢になります。

「任意代理」の制度を利用するには、銀行に「代理人届」を提出します。（各金融機関により書式が異なりますので、ご確認ください。）ここには親の預金口座番号、口座の届出印、1 回のお金の出金限度額などを記載します。例えば、1 回の引き出し可能額を 300 万円までというように金額を設定します。この手続きをしておけば、親が将来有料老人ホームなどに入居時に頭金をおろす際、何度も通ってお金を出す必要が無くなり、一度で、ある程度のお金を引き出すことが可能になります。

証券会社の場合は「代理人届」を提出すれば「現物取引の銘柄や売り買いをする時期、価格」まで子供が判断できるようになります。ただし、信用取引やデリバティブ取引など、大きく損失を伴う可能性があるものの取引はできません。

銀行も証券会社もこの「代理人届」を受領する際に、必ず親の意思を電話や面談で直接確認します。当たり前ですが、子供たちが勝手に「代理人届」を出して親の財産を自由に出そうということはできません。親が認知症になる前に手続きをしておくといいでしょう。

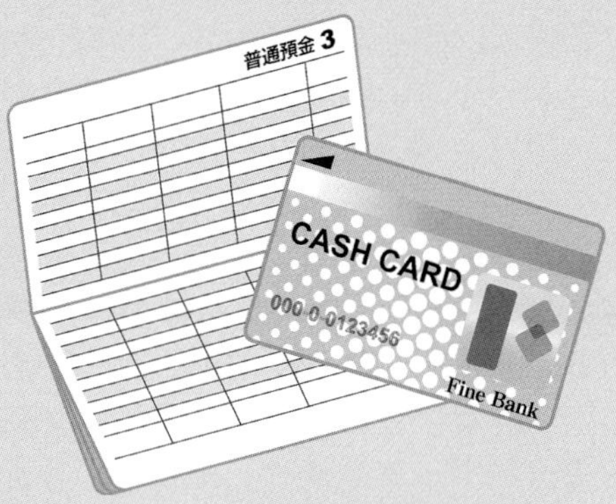

★ミニコラム

健康寿命

皆様は「健康寿命」という言葉を聞く機会が多いと思いますが、これは「健康で全く他人の介護を受けることなく、日常の生活を送ることができる期間のこと」です。一人で食事ができ、トイレに行け、着替えができ、外出もできる期間のことです。

日本人の健康寿命の平均は、男性72歳、女性は74歳（厚生労働省　2019年）。日本人の平均寿命は男性が81歳なので、男性は9年間、女性は87歳なので、なんと13年の差＝不健康な期間、他人から介護をされるかもしれない期間がある可能性が…

日本は医学の進歩で平均寿命は延び続けています。でも、せっかく長生きができても「寝たきり」であったり、「認知症」を患ったりしていたら、支える家族も大変なことになります。「健康寿命」を延ばすことができるのはすべてあなた自身の自助努力以外ありません。

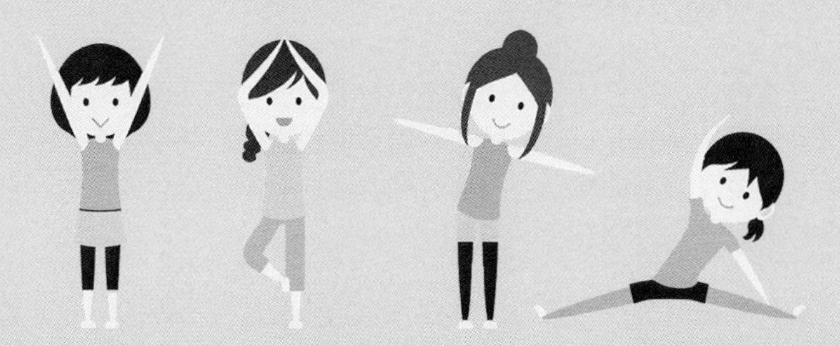

「自分の身体は自分でしか守れないのです」

バランスのいい食事、適度な運動で筋活、禁煙、ストレスをためない心をキープできていますか？　私は、時間があるときにはできる限り「スポーツクラブ」のスタジオでいい汗をかいていますが、「エアロビクス」のクラスに60代後半にしか見えない女性Aさんがいらっしゃいます。ステップを軽やかに踏んで皆さんの動きに全く問題なくなじんでいます。その方が今年80歳を迎えたなんてとても信じられませんでした。Aさんに若さの秘訣を伺いましたら、定年を迎えた60歳に「これからは毎日スタジオに行こう」と決め、毎日通っていたら80歳！！Aさんに「寝たきり」とか「介護」という言葉は無縁のように感じます。すばらしいお手本がいらっしゃるのですが、彼女以外にも80歳前後で毎日スポーツを続けていらっしゃる方は結構いらっしゃいます。まさに「健康寿命」のために自ら実践して健康な身体をキープしていらっしゃいます。

皆様も是非、「一度しか生きられない人生」をいつまでも健康ではつらつと過ごすために、努力をしましょう。

■ 高齢者特有の病気

	症　状	対　策
メタボリックシンドローム	カロリーの摂取過多で、内臓脂肪症候群を引き起こしやすい	食事に注意すること
ロコモティブシンドローム	加齢や病気などが原因で骨や関節筋肉に障害が起こり、運動能力が低下	運動習慣を取り入れることで改善可能
サルコペニア	加齢により筋肉が減少し、特に嚥下障害につながる恐れが高い。嚥下障害でさらに栄養が取りにくくなる。	高齢者は口腔ケアの習慣を身につけることが大切です。
フレイル	ロコモティブシンドロームやサルコペニアを含む、加齢により要介護状態が高まる状態	食事・運動・地域活動が大切です。

◆ メタボリックシンドローム（内臓脂肪症候群）

メタボリックシンドロームは、カロリーの摂取過多で太り過ぎの人が多く、血圧や血糖値、脂質の異常などが続いて内臓脂肪症候群を引き起こしやすくなります。メタボを放置すると、心筋梗塞・脳卒中・糖尿病などの生活習慣病を発症する危険が高まり、健康寿命が短くなる可能性があります。

対策…食事に注意

・野菜などの副菜を一口ずつゆっくりかんで食べること

・ごはん・パン・麺類などの主食、肉・魚・卵・大豆製品などの主菜、ビタミン・ミネラル・植物繊維を多く含む副菜をそろえて食べること

・間食・飲酒をほどほどに、適度な運動をすること

◆ ロコモティブシンドローム（運動機器症候群）

ロコモティブシンドロームとは、私たちの身体を動かす筋肉・骨・関節・軟骨・神経といった臓器のことを「運動器」といいますが、これらに何らかの障害が起き、歩行や立ち居などの移動機能に低下をきたした状態のことをいいます。

ロコモチェック

骨や筋肉の量は、20 ～ 30 代をピークに徐々に減少する傾向にあります。適度に体を動かして筋肉を維持していかないと、60 代以降思うように動けなくなるかもしれません。

★ ロコモチェック

- □ 片足立ちで靴下を履けない
- □ ころぶ、つまずく、すべるなどが増えた
- □ 15 分くらい続けて歩くことができない
- □ 階段を上るときに必ず手すりが必要
- □ 横断歩道を青信号の間に渡り終わらない
- □ 掃除機をかけるなどの仕事が困難
- □ 買い物 (2 キロ位) をして持ち帰るのが困難

ロコモチェックを
してみましょう

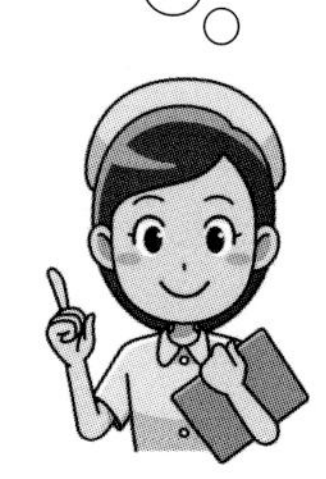

上記に１つでも当てはまるとロコモの可能性がありますので、要注意！

◆ ロコモ予防　（ロコトレ）

日常生活で体を動かすことがとても大切です。ウォーキングやジョギング、水泳など、運動をする習慣を身に付けましょう。バランス能力の向上と下肢の筋力強化に有効な片足立ちができるようにしましょう。バランス能力をつけることができます。スクワットは、足の筋肉をつけやすいです (膝を曲げ伸ばしする)。

◆ サルコペニア肥満

サルコペニア肥満（サルコは筋肉という意味）（ペニアは減少という意味）・・・
老化で筋肉が衰えたところに脂肪が蓄積すると、糖尿病や高血圧の生活習慣病になりやすくなります。（高血圧の危険度が２倍に上昇。）また、歩行中に転倒しやすくなります。さらに、骨粗しょう症などで骨がもろくなっていると寝たきりの原因にもなります。筋力トレーニングを中心に早めの対策が必要です。

筋肉は 20 代でピークを迎え、その後は鍛えないと少しずつ落ちてきます。

50 代からは急激に減りますから若い時から筋肉を鍛える習慣をつけましょう。

＊サルコペニア肥満の予防と解消

筋肉アップ…肉や魚などの動物性たんぱく質を積極的にとる・筋力トレーニング
（スクワット・踏み台昇降運動など）

脂肪を減らす…有酸素運動が有効、ジョギングやウォーキングなど

■ フレイル　frailty（フレイルティ）虚弱という意味

フレイルとは「要介護になる前の状態」のことを言います。2020年4月から全国の自治体で75歳以上の後期高齢者を対象に「フレイル健診」が導入されました。

フレイルの原因は、食事の量や質が不十分になったときに心身機能が落ちることから始まります。さらに加齢による運動不足で、運動機能や認知機能も落ち、肉体的にも精神的にも健康を失っていく状態をいいます。

◆ フレイルの判断基準（1～2つ該当はプレフレイル、3つ以上はフレイル）

体重減少	6か月以内に2～3キロ以上の体重の減少があった
倦怠感	理由なく疲れたような感じがする
活動量	軽い運動や定期的なスポーツをほとんど行わない
握力	手の握力が男性26kg未満、女性18kg未満になった
歩行スピード	以前より歩く速さが遅くなった

定年を迎え、子育ても一段落した高齢者は社会とのつながりが薄れがちです。外出をする機会が減ると、エネルギーの消費が落ち、食欲も落ち、栄養が不足します。さらに1人で食事をとることが増え孤立する状態になってくると、うつ状態になり活力の低下を招きます。このような悪循環が起きてしまいます。

フレイルと診断された患者さんの3割以上が2年後に要介護認定を受けています。認知症になる人も増えています。こうならないうちに適切な食事、運動、地域活動への参加でフレイルの予防をしましょう。

◆ 骨粗鬆症を防ぐために

加齢とともに低下していく骨密度。骨の健康を守り、自由自在に動ける身体を保つため、骨を作る栄養素を日々の食事でしっかり摂りましょう。

カルシウムは骨の約7割を構成する大事な栄養素です。そしてカルシウムとビタミンDの組み合わせは、骨密度上昇効果が期待できます。

カルシウム	牛乳・乳製品・魚介類・大豆・緑黄色野菜
ビタミンD	魚（鮭、サンマ、サバ）キノコ類（きくらげ、干ししいたけ）
ビタミンC	果物・野菜類
ビタミンK	緑黄色野菜、チーズ、ヨーグルト、納豆
たんぱく質	肉、魚、卵、大豆製品

■ 血管年齢と寿命の関係

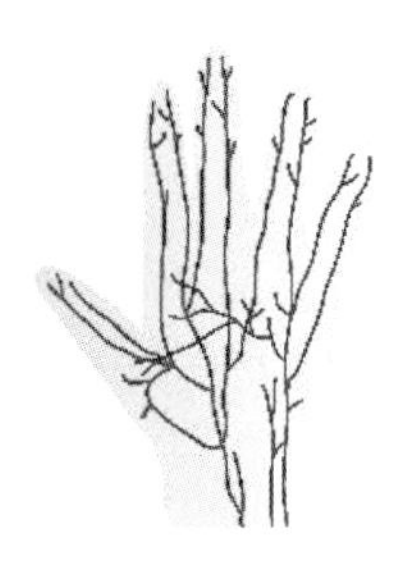

カナダ生まれの著名な内科医　ウィリアム・オスラー博士は、「人は血管とともに老いる」という名言を残しています。

血管の老化が寿命を規定する重要な因子であることを示されました。今、この血管と健康寿命の関係が大きく注目されています。日本人の死因の1/4は血管の老化に関連した心疾患、脳血管疾患なのです。

血管の老化は40歳くらいから始まり、多くの方に動脈硬化があるといわれていますが、多くの方は血管年齢をあまり気にしていません。気にしない理由は血管の老化の症状を自覚しにくいからだといわれています。そのため、知らない間に老化が進んでいるケースが多いのです。健康寿命を長くしたければ、できる限り血管を若く保つことが大切です。

◆ 血管の老化の原因

喫煙、食生活の乱れ、運動不足、睡眠不足などの生活習慣から老化するといわれています。さらに、糖尿病、脂質異常症、腎臓病、高血圧、睡眠時無呼吸症候群なども危険因子といわれています。

◆ 対策

健康診断、人間ドックなどで血管年齢の検査を受けられるので、受けてみましょう。血管年齢は、頸動脈に超音波エコーをあてて血管の動脈硬化の程度を見る方法や、手足に血圧計を巻いて脈の伝わる速度を測る方法、指の脈波を計測する方法もあります。できる限り、毎年受けていただきたい検査です。

★ 血管の長さ

一人の人間の血管を全部つなぐと、地球を２周半するくらい、人間の体の中で最も大きくて重要な臓器です。血管は大切です。

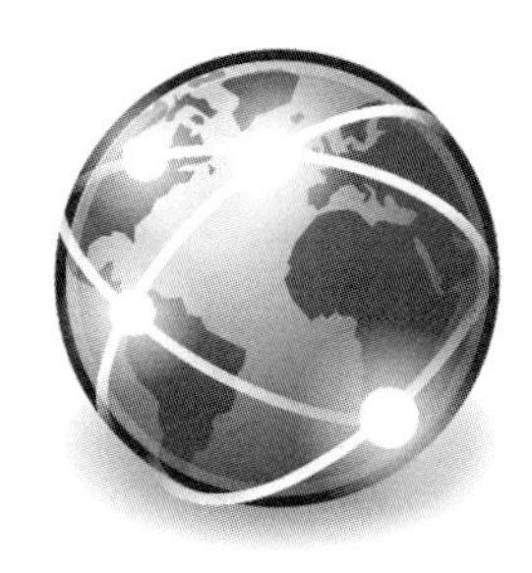

■ かかりつけ薬局

高齢者の薬漬けが深刻になっています。複数の持病をかかえ、たくさんの種類の薬を飲み、副作用で症状が悪化する例が後をたちません。75 歳以上の人は複数の診療科にかかる場合が多く、平均で 6.4 種類の薬を服用しているといわれています。各科で患者さんが飲んでいる薬をチェックしていないケースが多く、薬の副作用が原因で体調を崩す高齢者はたくさんいます。

◆ 高齢者の薬の副作用の例

骨粗しょう症治療薬 （ビタミン D 製剤）	効きすぎると 意識障害や食欲不振になります
一部の吐き気止め	手足のふるえ
一部の頻尿の治療薬	認知症低下のリスク
強心薬（ジギタリス）	食欲不振や嘔吐
持続効果が高い睡眠薬	ふらつき、転倒による骨折

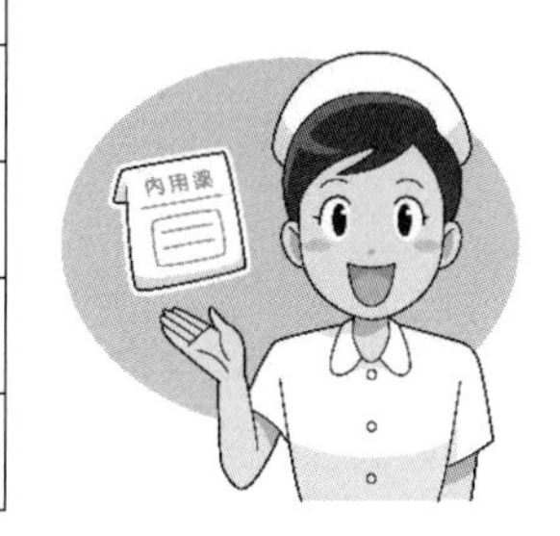

患者さんが薬の飲み過ぎを防ぐために、「かかりつけ薬局」を持つようにお勧めください。「かかりつけ薬局」の薬剤師が、患者さんの飲む薬の情報を一元化して管理、医師に患者さんの状況を報告、薬漬け医療の改革をするのが狙いです。薬剤師が地域のチーム医療の一員として、専門性を発揮できる場であるとも言えます。

高齢者は、不眠、認知症、高血圧、糖尿病、足腰の痛みなど、多くの薬を長時間飲み続けていることが多くなります。体全体の機能が衰えているので、薬の成分を体外に排出する機能が落ちて、副作用が出やすくなります。体の状況に合わせて、常に薬の種類や量を見直す必要があります。

◆ お薬手帳の活用ポイント

・病気の有無にかかわらず、健康状態を記入しておくといいでしょう。
・日常的に服用しているサプリメントや健康食品を記録しておきましょう。
・副作用歴がある人はお薬手帳に記入しておき、薬局で必ず相談すること。
・市販薬を購入するときにお薬手帳を見せて相談できます。
・医師に相談したい事柄を書き留めておきましょう。

お薬手帳の効率的な使い方を患者さんたちに是非お伝えください。

★ミニコラム

薬の飲みすぎ

日本で100歳超え（センテナリアン）の人数の統計を取り始めた1963年、100歳を超えた人はたった153人でした。2019年の敬老の日前後に発表された百寿者の人数は7万1274人、実に約465倍！！

55年前の男性の平均寿命は67歳、女性は72歳、今は男性81歳、女性は87歳。約半世紀で日本人の寿命は確実に延び、さらに今後も延びつづけることは確実です。この長くなる人生後半で気を付けて頂きたいことの一つに「薬の飲み過ぎ」があります。

年を重ねるとシニア層に出やすい不眠、頻尿、便秘などの症状、「老年症候群」が現れることがあります。老化に伴い内臓の働きが弱まるために出ます。これらの症状と高血圧が重なると薬が沢山出されます。

現在お薬を服用している方で、薬が6種類以上だと気を付けていただきたいです。薬の影響が出る場合があり、体調が悪くなるということが指摘されています。

皆さまやご両親が薬をたくさん処方されていて、薬の副作用が疑われた場合、必ず医師と相談して決めて頂きたいことがあります。それは、治療の優先順位に応じて薬を減らすことです。病気が複数の診療科に及ぶ場合それぞれに薬が出される可能性が高いのも、多くの薬を服用する原因になります。

「お薬手帳」を持参すると、薬剤師さんが患者さんの薬で重複していないか、また、飲み合わせが大丈夫かなどと確認をしてくれるはずです。薬局の薬剤師さんにも相談できるので、不安なことや心配事はお薬をもらうときにしっかり確認をしていただきたいと思います。病院にかかるときには常に「お薬手帳」を持参していただくように患者さんにお伝えください。

多くの薬の併用は不要な薬の出し過ぎにもつながり、高齢者の中では結構飲み忘れて大量に余っている…ということも少なくありません。それにより、無駄になる薬剤費が年間8700億円もあるのです。

■ 免疫力をアップして、健康を維持しましょう。

人は、特にシニア世代の人たちは、季節の変わり目や環境が変わったときなど、疲れたり体調が悪くなったり、落ち込んだりして免疫力が低下します。

免疫力が低下すると細菌やウイルスが入り込み、感染症などが重症化する可能性があります。人間の体には「免疫システム」といい、体外からのウイルスや細菌などの細胞を認識して殺滅することにより、体を病気から守ってくれる仕組みがあります。

この免疫システムは２段構えで闘ってくれます。１つは「自然免疫」、常に体内を監視し、侵入者に対して攻撃します。２つ目は「獲得免疫」、強い破壊力で癌などの強力な敵に対抗します。シニア世代になると、「獲得免疫」の割合が減ってくるため、今回の「コロナウィルス」や微生物の感染に弱くなってくるといわれています。

◆ 免疫力をアップする方法

１．食生活

規則正しい食生活をすることが大切ですが、その中でもサケや青魚、干しシイタケ、乳製品などに含まれるマクロファージが細菌やウイルスを呑み込んで、破壊する食作用を活発化させるといわれています。

２．適度な運動習慣

汗をかく程度の運動は、運動をする日数が多いほど風邪にもかかりにくくなるといわれています。外に出て日光に当たることも大切です。日光を浴びるとセロトニンというホルモンの生成が促進され、気持ちが安定します。

３．体を温める入浴

40 度程度のお湯の入浴で全身の血流がよくなり代謝がアップします。入浴をすることにより副交感神経が優位になり、疲れが取れてリラックスできます。

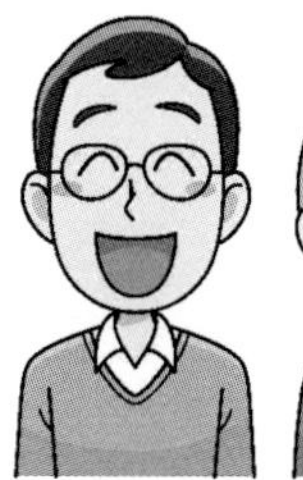
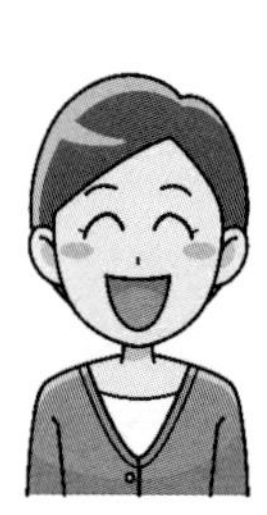

４．笑うこと

人間は「笑う」ことにより NK 細胞（病原体を見つけるとすぐに攻撃してくれる）が活性化されます

★ミニコラム

人生100年時代、センテナリアンを目指すためには…

「人生 100 歳時代を生き切るために　いききる準備をしていますか？」というシンポジウムへ行ってきました。

日本はいま、世界に類をみない超高齢社会になってきています。65 歳以上の人の割合は総人口の約 27%、2037 年ごろには約 33%（人口の 3 人に 1 人）、そして 2060 年ころには約 40%に達すると予想されています。日本の総人口の半分弱が 65 歳以上という時代が待っています。

このシンポジウムで「これから 1 分間、人生 100 歳を生き切るために作成したＤＶＤを見てください」と見せられた映像は…

1 分間、たくさんのおじいちゃん、おばあちゃんが皆、楽しそうな笑顔で次から次へと登場するというだけの映像でした。「あれ？」と思いましたが、これこそが人生 100 歳時代を生き切るコツなのだと痛感しました。

つまり、誰もが健康で年を重ねて 100 歳を迎えられるとき、常に「今が一番楽しい」と言って笑顔で生き抜いて欲しいという強いメッセージなのです。

皆様が毎日医療スタッフとして仕事をする際に、看護に自分なりの「いきがい」「使命感」を見出して、熱意をもって取り組んでいますか。

毎日、看護の仕事を「ワクワクして楽しい」と思って取り組んでいらっしゃいますか？

そのためには「好奇心」が大切です。看護を取り巻く様々な知識、それをぜひ、身につけてください。さらに自分自身を「知ること」「大好き」になることが大切です。

それは、皆さまお一人お一人が「唯一無二の存在」だからです。「唯一無二の存在」の皆さまには、たった一度しか生きられないご自身の人生に対して、積極的に健康寿命を伸ばし、職業寿命も伸ばし、各自の資産寿命も伸ばして、センテナリアンを目指していただきたいです。

日本は今や、世界の高齢化のトップランナーとして世界中が注目をしています。豊かなセンテナリアンのモデルとなれるよう心がけましょう。

Epilogue　エピローグ

「人生100年時代」という言葉が定着した日本において、国は、「定年延長」「年金を繰り下げて増えた年金を受け取ろう」「副業解禁」「健康寿命」などという言葉を出してきました。その言葉の裏にあるものは、一体何でしょうか。

ことばの裏にあるメッセージは…

日本は少子高齢化が加速しています。子供が減るということは、将来の年金を支えていく若者が減る、つまり、国民の老後生活の基盤である年金はどんどん減るということです。年金制度は「世代間扶養」といって、今の現役世代の人たちが毎月支払っている厚生年金や国民年金が、現在の年金受け取り者の年金原資になっています。そのため、今後さらに定年後も健康を維持し、できるだけ長く社会の一員として社会保障制度を支える必要性が高まります。そうでないと、社会保障制度がいつまで持つか分かりません。

このメッセージをしっかり受け止めて、一人一人が健康寿命を一年でも伸ばし、社会保障制度を支える一員として社会に貢献できるよう、頑張っていただきたいと思います。

「人は、生まれてきたときも死ぬときも一人」といいますが、独身の人も、結婚して子供がいる人も（シニア世代になると子供は巣立ち）、一人になる可能性が高くなります。この孤独は、一日15本のたばこを吸うのと同じくらい健康に有害であるとイギリスの孤独問題対策委員会が発表しました。

孤独は社会問題です。不健康につながり、うつ病や心疾患、認知症のリスクを高め、健康寿命が短くなります。

たった一度しか生きられない人生、一人より、周りの人たちとの笑顔の空間、心から「幸せ」と思える時間を大切になさって下さい。ご自身の心掛け次第で、人生は今からでも、いくらでも輝きます。

皆さまが日々接している、患者さんたちの人生も一度きりです。病気や健康維持のこと、お金のこと、様々なことに対して少しでも助言ができ、お役に立てることができたら、患者さんたちの満足度は確実に高くなるでしょう。

是非その地域で、なくてはならない病院、かけがえのない看護師、そしてスタッフであってほしいと切に願います。

2020年7月8日　　太田　幸美

Buddy's Concierge 代表

太田 幸美（おおた ゆきみ）

上智短期大学卒。全日本空輸株式会社（ANA）に入社、客室乗務員として15年乗務。
ANA退職後、FPとFPに関する資格〔・ＦＰ２級技能士・ＤＣプランナー・相続士・証券外務員２種・終活士・住宅ローンアドバイザー・保険募集人（生保・損保）〕さらに、マナー講師としての資格〔・サービス接遇・ビジネス実務マナー〕を取得。

現在はFPとしては
東京海上日動あんしんコンサルティング会社のライフプランセミナー講師として、全国でセミナーを実施、（確定拠出年金関係のセミナーも多数）その一方ＦＰ花園の一員として幅広くＦＰ相談業務も行っており年齢に関係なく多数の方からご相談を受けている。

マナー講師としては
mhank社の医療接遇講師として全国でセミナーを実施。テーマは「医療接遇」「医療従事者に必要な社会保障制度」「医療従事者に知ってほしいお金の話」など。

医療従事者に必要な社会保障制度

2020年7月8日発行　第一版第一刷

著　　者　太田　幸美
監　　修　太田　惠一朗（TKC東京クリニック院長）
編集協力　太田　貴子
発 行 所　有限会社メディカル情報サービス
〒104-0061 東京都中央区銀座1-27-8 セントラルビル3F
URL　http://www.mhank.jp/
E-mail　info@mhank.jp
印刷製本　有限会社コーハン舎印刷

Printed in Japan ISBN 978-4-903906-19-5